Toni Harman, Alex Wakeford

*Der Mikrobiom-Effekt*

Toni Harman, Alex Wakeford

# Der Mikrobiom-Effekt

## Kickstart fürs Immunsystem: Warum eine natürliche Geburt entscheidend für die Gesundheit Ihres Babys ist

Mit Informationen zu *Vaginal Seeding*

VAK Verlags GmbH
Kirchzarten bei Freiburg

Titel der englischen Originalausgabe:
*The Microbiome Effect: How Your Baby's Birth Affects Their Future Health*

ISBN 978-1-78066-270-1
Erschienen bei Pinter & Martin Ltd, London

Bibliografische Information der Deutschen Nationalbibliothek
Die Deutsche Nationalbibliothek verzeichnet diese Publikation
in der Deutschen Nationalbibliografie; detaillierte bibliografische Daten
sind im Internet unter http://dnb.d-nb.de abrufbar.

VAK Verlags GmbH
Eschbachstr. 5
79199 Kirchzarten
Deutschland
www.vakverlag.de


Übersetzung: Anni Pott
Lektorat: Norbert Gehlen
Coverdesign: Guter Punkt (München) unter Verwendung von Motiven von
© NadiaCruzova und © ClaudioVentrella / Thinkstock
Layout: Karl-Heinz Mundinger, VAK
Satz: A. Schmid, Freising
Druck und Bindung: Friedrich Pustet GmbH & Co. KG, Regensburg
Printed in Germany
ISBN: 978-3-86731-209-7

# Inhalt

*Für unsere Tochter*
*Willow Lula*

# Einführung

In diesem Buch geht es um Vorgänge, die bei einer Geburt auf der nur mit dem Mikroskop beobachtbaren Ebene stattfinden. Die neueste wissenschaftliche Forschung zeigt auf, dass diese Vorgänge sich ein Leben lang auf die Gesundheit eines Menschen auswirken könnten und möglicherweise sogar Auswirkungen auf die Zukunft unserer Spezies haben. Um diese weitreichende einleitende Aussage zu erklären, müssen wir zuerst auf eines der derzeit in der Wissenschaft am heißesten diskutierten Themen eingehen: das menschliche Mikrobiom.

Im Folgenden zeigen wir Kapitel für Kapitel die neuesten wissenschaftlichen Entdeckungen auf. Sollte es Ihnen vor allem um die überraschenden Ergebnisse gehen, steht es Ihnen natürlich frei, immer wieder einige Seiten zu überspringen. Wenn Sie jedoch aus irgendeinem Grund keine Zeit für eine längere Lektüre haben (etwa weil Sie bald ein Baby bekommen), dann lesen Sie nur die nächsten paar Seiten und nehmen davon so viele Informationen wie möglich auf.

In den letzten Jahren sind Tausende wissenschaftliche Beiträge über die Gesamtheit der Mikroorganismen veröffentlicht worden, die auf und in unserem Körper leben. In den Medien sind mehrere Hundert Artikel und einige Fernsehberichte über die unglaublichen Geheimnisse des Mikrobioms erschienen. Es hat sogar einige ausführliche Dokumentarfilme gegeben, darunter auch unser eigener Film *Microbirth.* Dieses Buch beruht auf den umfangreichen Recherchen, die wir für unseren Film drei Jahre lang durchgeführt haben, und es enthält auch Auszüge aus Interviews mit zwölf führenden Professorinnen und Professoren.

## Mikrobiom – was heißt das?

Wie wir im ersten Kapitel erläutern werden, umfasst das menschliche Mikrobiom Billionen Mikroorganismen, die auf und in unserem Körper leben – Bakterien, Pilze, Viren, Protozoen (Urtierchen) und Archaeen (Urbakterien). Diese Mikroben leben auf unserer Haut, in unserem Magen-Darm-Trakt, unserem Urogenitalsystem, unserem Mund, unserer Nase, unseren Lungen und bei Frauen in der Vagina.

Die am besten untersuchte Population von Mikroben lebt in unserem Darm. (Da das menschliche Mikrobiom hauptsächlich aus Bakterien besteht, werden die Begriffe „Mikroben“ und „Bakterien“ in diesem Buch synonym verwendet.) Die Billionen von Mikroben spielen eine sehr wichtige Rolle: Sie sorgen dafür, dass der Körper funktioniert, und sie helfen, uns vor Krankheiten zu schützen.

Wissenschaftler haben festgestellt, dass der entscheidende Moment für die „Grundsteinlegung“ des menschlichen Mikrobioms in dem engen Zeitraum um den Geburtsvorgang herum eintritt. In der späten Schwangerschaft ist das Baby möglicherweise bereits in geringem Umfang Mikroben ausgesetzt (pränatale Exposition), und beim Stillen geschieht diesbezüglich noch sehr viel mehr, aber der eigentliche Vorgang der Besiedelung des Körpers des Säuglings mit dem Mikrobiom oder Darmmikrobiom erfolgt im Geburtskanal (bei der natürlichen Geburt). Erstaunlicherweise bestimmt dieses Ereignis womöglich maßgebend die Gesundheit des Kindes für den Rest seines Lebens.

In Kapitel 2 beschreibt Prof. Martin Blaser, Direktor des *Human Microbiome Program* an der *New York University* und Autor des Buches *Antibiotika-Overkill*, wie der Fötus sich im Mutterleib in einer nahezu sterilen Umgebung entwickelt, sodass die Geburt wahrscheinlich der erste wesentliche Kontakt des Babys mit der Welt der Mikroben ist. Bei der natürlichen Geburt wird das Baby, wenn es den Geburtskanal durchquert, von den Bakterien der Mutter umhüllt. Diese „geballte Ladung“ Mikroben dringt in die Augen und Ohren, die Nase und den Mund des Babys ein. Und es schluckt unweigerlich auch einige davon.

Die ersten Bakterien, die in den Darm des Babys gelangen, siedeln sich an und vermehren sich. Bestimmte Zuckerarten in der Muttermilch, die sogenannten Oligosaccharide, sind für das Baby unverdaulich, aber einzig dazu da, die neu angesiedelten Darmbakterien des Babys zu ernähren. Dieser Prozess des „Besiedelns und Ernährens" ist perfekt auf die optimale Etablierung des Darmmikrobioms des Babys ausgerichtet.

*Besiedeln und ernähren – das sind die beiden erstaunlichen Komponenten der Grundlegung des Mikrobioms.*

Neueste Forschungsergebnisse deuten darauf hin, dass dieser Prozess des Besiedelns und Ernährens für die Entwicklung des Immunsystems des Säuglings entscheidend sein könnte. Die wissenschaftlichen Erkenntnisse legen den Schluss nahe, dass die ersten Bakterien, die in den Darm des Babys gelangen, die Stärkung des Immunsystems in Gang setzen, um ihm zu helfen, Freund und Feind zu identifizieren, mit anderen Worten: unterscheiden zu lernen, welche Bakterien der Körper tolerieren und welche er angreifen sollte. Die Störung oder Beeinträchtigung dieses Prozesses könnte zu einem falschen Training des Immunsystems und in der Folge wiederum dazu führen, dass das Immunsystem nützliche Bakterien angreift und schädliche Bakterien toleriert. Damit wird potenziell der Grundstein für gesundheitliche Probleme im späteren Leben des Kindes gelegt.

Wie sich der Säugling vom Neugeborenen zum Kleinkind entwickelt, so entwickelt sich auch das Mikrobiom des Babys in den ersten Monaten und Jahren seines Lebens, bis es sich schließlich irgendwann in der frühen Kindheit stabilisiert.

## Was geschieht bei einem Baby, das per Kaiserschnitt geboren wird?

In Kapitel 4 gehen wir auf hochaktuelle Forschungsergebnisse ein, die sich damit beschäftigen, ob und inwieweit das Mikrobiom eines per Kaiserschnitt zur Welt gebrachten Kindes unmittelbar nach der

Geburt mit Vaginalmikroben wenigstens teilweise nachträglich angelegt werden könnte. Da ein per Kaiserschnitt geborenes Kind nicht den ganzen Geburtskanal durchquert hat, kommt es (abgesehen von einer möglichen pränatalen Exposition) wahrscheinlich durch eine Reihe von Quellen im Umfeld des Kreißsaales zum ersten Mal mit Mikroben in Kontakt. Zu diesen Quellen gehört etwa die Haut anderer Menschen, die im Kreißsaal anwesend sind – Mutter, Vater, Chirurg, Anästhesist, Hebamme oder Krankenschwester.

Dr. Rodney D. Dietert, Autor von *The Human Superorganism,* beschreibt das Mikrobiom von Babys, die per Kaiserschnitt zur Welt gekommen sind, als „unvollständig". In seinem 2012 veröffentlichten Artikel „The Completed Self" erläutert er, wie Babys, die per Kaiserschnitt geboren werden, möglicherweise nicht die volle Anzahl an Mikroben erhalten, die sie in dem engen Zeitfenster um die Geburt herum erhalten sollten.[1]

In einer 2015 veröffentlichten preisgekrönten wissenschaftlichen Arbeit ging Dr. Dietert sogar so weit zu behaupten, dass bei Babys, bei denen während der Geburt oder in zeitlicher Nähe dazu keine optimale Besiedelung des Körpers mit dem Mikrobiom erfolgt, das funktionale Äquivalent eines Geburtsfehlers vorliege.[2]

Darüber hinaus kann es bei einem Kaiserschnitt potenziell zu epigenetischen Veränderungen kommen. Bestimmte Umweltexpositionen können Gene ein- oder abschalten, wie wir in Kapitel 6 erfahren werden. Aktuell sind Wissenschaftler gerade dabei zu untersuchen, ob die Art der Geburt – Kaiserschnitt oder natürliche Geburt – eine solche Umweltexposition darstellt oder nicht. Könnte es sein, dass einige Gene ohne die Belastungen, den Druck und die Hormone, die mit einer natürlichen Geburt verbunden sind, überhaupt nicht oder jedenfalls nicht zum richtigen Zeitpunkt ein- oder abgeschaltet werden?

Sollte die Forschung nachweisen, dass dies zutrifft – welche Folgen hat dies dann ein Leben lang für ein Baby, das per Kaiserschnitt geboren wurde, und welche Auswirkungen könnte eine solche Geburt Generationen später haben?

## Welche Folgen hat das für die Gesundheit des Kindes – und für die Weltbevölkerung?

Ob aufgrund von Veränderungen des Darmmikrobioms beim Baby, der Folgen von epigenetischen Veränderungen bei der Geburt, einer Kombination dieser beiden Faktoren oder aus einem völlig anderen Grund – die Forschung zeigt, dass ein per Kaiserschnitt geborenes Kind einem wesentlich erhöhten Risiko ausgesetzt ist, später im Leben bestimmte gesundheitliche Probleme zu entwickeln, etwa Asthma, Typ-1-Diabetes, Zöliakie (eine Darmerkrankung, die hauptsächlich mit Glutenunverträglichkeit zu tun hat) oder Fettleibigkeit.

Dies sind Beispiele von nicht übertragbaren Krankheiten, also nicht ansteckenden Krankheiten, die nicht von einer Person auf eine andere übertragen werden können. Und sie könnten Dr. Dietert zufolge nur die Spitze des Eisbergs sein. Er sagt, wenn man früh in seinem Leben eine nicht übertragbare Krankheit habe, sei man einem erhöhten Risiko ausgesetzt, im späteren Leben andere Krankheiten zu entwickeln, darunter Herz-Kreislauf-Erkrankungen, Autoimmunkrankheiten, Darmprobleme und sogar einige Krebsarten. Nicht übertragbare Krankheiten sind heute weltweit bereits die Todesursache Nummer eins. Und die Kosten ihrer Behandlung werden 2030 Schätzungen zufolge Größenordnungen erreichen, die das Potenzial haben, unsere Gesundheitssysteme weltweit zu ruinieren.

Es gibt aber auch noch ein anderes Problem. Der Hypothese zufolge, die Dr. Blaser in seinem Buch *Antibiotika-Overkill* aufgestellt hat, könnte die derzeitige regelrechte Seuche an Krankheiten in den Industrienationen mit dem Schwund der Bakterienvielfalt in unserem Darmmikrobiom zusammenhängen. Antibiotika, unsere moderne Ernährung und unser Lebensstil sowie die Zunahme der Geburten per Kaiserschnitt – alle diese Faktoren könnten zu dieser reduzierten Vielfalt beitragen. Das Worst-Case-Szenario von Dr. Blaser ist, wie wir in Kapitel 8 erfahren werden, ein „antibiotischer Winter“, in dem wir alle anfälliger nicht nur für nicht übertragbare Krankheiten, sondern auch für Infektionskrankheiten geworden sind. Die Art und Weise, wie wir heute leben, erhöht möglicherweise weltweit die Wahrscheinlichkeit einer Pandemie.

Während diese Vorstellung von unserer Zukunft ziemlich düster aussieht, ist die Entdeckung der Bedeutung des Mikrobioms und der Epigenetik – wie wir hoffen – gerade noch rechtzeitig gekommen, sodass wir das Ruder herumreißen und gegensteuern können. Das neue Verständnis, das wir gewonnen haben, gibt uns die Chance, einen anderen Weg einzuschlagen. Die Zukunft liegt nicht nur in den Händen von Wissenschaftlern. Sie liegt auch in unseren Händen.

## Was können wir tun?

- Die in diesem Buch enthaltenen Informationen weiterverbreiten,
- uns für mehr Forschung auf diesem Gebiet einsetzen,
- mehr Schulungen für das Fachpersonal im Gesundheitswesen fordern,
- anfangen, ein Leben zu leben, das mehr im Einklang mit unseren Mikroben ist (– das Thema unseres nächsten Filmprojekts).

Dieses Buch berichtet von den neuesten Überlegungen, wie ein optimales „Besiedeln und Ernähren" des Mikrobioms beim Baby erfolgen kann, damit es ein möglichst starkes Immunsystem entwickelt. Wir meinen, dass dies etwas ist, was alle angehenden Eltern, alle Ärzte, Hebammen, Geburtshelferinnen, Leiterinnen von Geburtsvorbereitungskursen und sogar Teenager (die die Eltern von morgen sein werden) wissen sollten.

## Wer wir sind

Wir, Alex Wakeford und Toni Harman, sind Filmemacher, wir haben uns vor 20 Jahren an der *London Film School* kennengelernt. Dort fühlten wir uns durch den gemeinsamen Traum, Spielfilme zu machen (insbesondere Psychothriller), zueinander hingezogen. Wir taten uns zusammen und gründeten eine Produktionsfirma namens *Alto Films Ltd* (wobei das „Al" von Alex und das „to" von Toni stammt).

2006 drehten wir unseren ersten Spielfilm, einen gruseligen Thriller, der von einem Hollywood-Studio aufgegriffen wurde und weltweit in die Kinos kam. Unmittelbar danach machten wir uns an unsere nächste Produktion, bei der es um unsere kleine Tochter Willow ging. Ihre Geburt mithilfe eines notfallmäßigen Kaiserschnitts veränderte unsere Sicht auf das Leben und entfachte in uns eine neue, unerwartete Leidenschaft für das Wunder der Geburt.

Unsere nächsten drei Filme beschäftigten sich mit dem Thema Geburt im 21. Jahrhundert, aus verschiedenen Perspektiven: In dem Film *Doula!* (2010, 60 Minuten)[3] ging es um die Rolle von Geburtshelferinnen in der Schwangerschaft, bei der Geburt und bei der postnatalen Betreuung und Versorgung; in *Freedom For Birth* (2012, 60 Minuten)[4] ging es um die Menschenrechte im Zusammenhang mit der Geburt; und der Film *Microbirth* (2014, 60 Minuten)[5] handelt von neuesten wissenschaftlichen Erkenntnissen rund um die Geburt.

*Microbirth* ist ein wissenschaftlicher Dokumentarfilm, der die Geburt aus einer völlig neuen Perspektive betrachtet: durch die Linse eines Mikroskops. Unser Film wurde im Oktober 2014 beim *Life Sciences Film Festival* in Prag als bester Dokumentarfilm mit dem *Grand Prix Award* ausgezeichnet und findet jetzt international Verbreitung.

## Wie wir unser Team zusammenstellten

Denken Sie einmal kurz an einen klassischen Film über einen Raubüberfall: Jemand möchte sich eines unermesslich wertvollen Diamanten bemächtigen, kann dies aber nicht alleine schaffen. Er braucht Hilfe. Er muss sich ein „A-Team" von Experten zusammenstellen. [„A-Team" = Titel einer erfolgreichen amerikanischen Fernsehserie aus den Achtzigerjahren. Anmerk. d. Verlags] Genauso war es bei uns.

In *unserem* Film über einen „Raubüberfall“ sind wir als Filmemacher und Autoren die Hauptfiguren. Wir haben ein Ziel: die langfristigen Folgen aufzuzeigen, die die Art und Weise hat, wie wir heutzutage Kinder zur Welt bringen. Das ist unser „wertvoller Diamant“.

Die Inspiration für dieses Abenteuer ergab sich im Juni 2011 durch Zufall. Hier ist unsere Hintergrundgeschichte – im Filmjargon und im Drehbuchformat. So fing alles an …:

EINBLENDEN: AUSSENAUFNAHME HILLSIDE HOTEL, IM NORDEN ENGLANDS – TAGSÜBER
Die Abendsonne fällt auf ein gotisches Hotel, das sich an den Hang über einer kleinen Küstenstadt schmiegt.
SCHNITT ZU: INNENAUFNAHME HILLSIDE HOTEL, KONFERENZRAUM – TAGSÜBER.

TEXTEINBLENDUNG:
„Normale Wehen und natürliche Geburt – Konferenz 2011, Grange-over-Sands, England“
Im grellen Scheinwerferlicht sitzen sich zwei Personen in einem kleinen Nebenraum gegenüber: die Interviewerin TONI HARMAN und die Interviewte SOO DOWNE, Professorin für Geburtshilfe an der University of Central Lancashire.
ALEX WAKEFORD übernimmt die Aufzeichnung des Interviews mit einer kleinen Videokamera und gibt TONI HARMAN das Signal, mit dem Interview zu beginnen.
TONI HARMAN: Erzählen Sie mir von Ihrem derzeitigen Forschungsprojekt!
SOO DOWNE: Ich beginne gerade mit einer Untersuchung darüber, welcher Zusammenhang zwischen der Art der Geburt und negativen gesundheitlichen Folgen im späteren Leben bestehen könnte. Wir denken, einer der Mechanismen dafür könnte die Epigenetik sein.

TONI HARMAN kratzt sich am Kopf und hofft, dass ihr etwas Kluges einfällt, was sie sagen könnte.
TONI HARMAN: Oh ..., äh ... Epi-was, bitte?
SOO DOWNE: Bei der Epigenetik geht es um die Untersuchung der Genexpression, das heißt, wie ein Gen zum Ausdruck kommt. Es könnte sein, dass durch die Art und Weise, wie eine Frau ein Kind zur Welt bringt, bestimmte Gene bei ihrem Baby ein- oder abgeschaltet werden. Wenn eine Frau keine physiologisch normale Geburt erlebt, könnte es bei ihrem Baby zu epigenetischen Veränderungen kommen, die auf die Gesundheit im späteren Leben des Kindes Einfluss haben könnten.
TONI HARMAN setzt sich aufrecht hin. Ihre Augen leuchten.

SCHNITT ZU: INNENAUFNAHME AUTO – *NACHTS*
Regen trommelt auf die Windschutzscheibe. ALEX WAKEFORD sitzt am Steuer, TONI HARMAN auf dem Beifahrersitz.
TONI HARMAN: Welches von den Dutzend Interviews, die wir heute gemacht haben, stach in deinen Augen besonders hervor?
ALEX WAKEFORD: Das von der Professorin Soo Downe, bei dem es um die Epigenetik ging.
TONI HARMAN: Hast du ein Wort davon verstanden?
ALEX WAKEFORD: Nein. (PAUSE) Aber ich glaube, da haben wir unseren Diamanten gefunden.

Der Diamant musste erst einmal warten, da wir mitten in der Arbeit an einem Film über Menschenrechtsverletzungen bei der Geburt steckten. Wir spulen jetzt vor zum Herbst 2012:

Wir hatten den Film *Freedom for Birth* gerade herausgebracht und es juckte uns in den Fingern, zu unserem Diamanten zurückzukehren. Wir wollten einen Film machen, der eine Leidenschaft bei uns entfachen sollte, der weltweit relevant war und den wir mit einem bescheidenen Budget selbstständig produzieren konnten.

Wir erinnerten uns an das Interview mit Prof. Soo Downe und begannen mit dem Konzipieren eines Films über die unglaubliche Entwicklung der Epigenetik. Prof. Downe brachte uns mit anderen Akademikerinnen und Akademikern in der neu gegründeten internationalen Forschungsgruppe *Epigenetic Impact in Childbirth* (EPIIC) zusammen. Wir waren ganz aufgeregt und davon überzeugt, an einem „heißen" Thema dran zu sein.

Wir vereinbarten Interviews mit den US-amerikanischen Professorinnen Sue Carter und Aleeca Bell, zu dieser Zeit Teilnehmerinnen einer Konferenz in Großbritannien über Vasopressin (das neben Oxytocin eines der Geburtshormone ist). Wir fragten sie: „Was ist heutzutage das Spannendste an der Epigenetik im Zusammenhang mit der Geburt?" Ihre Augen strahlten, als sie erklärten: „Das Spannendste an der Epigenetik bei der Geburt ist …" – „Wir wissen es einfach noch nicht!"

Uns ist inzwischen klar, dass das für einen wissenschaftlichen Forscher spannend ist, wenn es heißt: „Wir wissen es bisher noch nicht." Das heißt, es gibt *neue* Antworten, die erst noch zu finden sind. *Mehr* Fragen, die zu stellen sind. *Mehr* Möglichkeiten für die Finanzierung der Forschung.

Für uns als Filmemacher hingegen bedeutet „Wir wissen es noch nicht", dass es keinen Film gibt. Oder zumindest, dass ein bestimmter Forschungsbereich so neu ist, dass man noch keinen Film über dieses Thema machen kann. Für das Thema „Epigenetik und Geburt" war es noch zu früh. Wir mussten also einen neuen Diamanten und eine neue Frage finden. Wenn man auf die richtige Frage trifft, ergeben sich weitere Fragen und plötzlich findet man sich auf einer langen und abenteuerlichen Suche nach Antworten wieder.

Indes schlug eine der Mitbegründerinnen der Forschungsgruppe EPIIC, Prof. Hannah Dahlen von der *Western Sydney University* in Australien, uns vor, uns die neuesten Forschungsergebnisse anzusehen, die einen Zusammenhang zwischen dem Mikrobiom und der Geburt herstellten. Das war das erste Mal, dass wir das Wort „Mikrobiom" hörten. Wir gaben den Begriff bei Google ein und suchten nach Videos.

Wir stießen dabei auf einen Link zu einem YouTube-Video über jemanden namens Dr. Martin Blaser, Autor des Buches *Antiobiotika-Overkill* und Direktor des *Human Microbiome Project* an der *New York University.* Das Video haute uns regelrecht um. Danach stellten wir uns die Frage: „Was genau hat das Mikrobiom mit der Geburt zu tun?"

Anschließend stießen wir auf eine faszinierende Publikation von Dr. Rodney R. Dietert, Autor des Buches *The Human Superorganism* und Professor für Immuntoxikologie an der *Cornell University.* In seinem Beitrag mit der Überschrift „The Completed Self" stellte Dr. Dietert einen Zusammenhang her zwischen der Geburtsmethode und einem erhöhten Risiko, im späteren Leben bestimmte gesundheitliche Probleme zu entwickeln. Das war ein Aha-Erlebnis für uns.

Eine wichtige Entscheidung, die wir sehr früh getroffen hatten, war, uns direkt an die Wissenschaftler zu wenden. Wir wollten von ihnen etwas über die Ergebnisse ihrer Forschungsarbeit hören. Wir wollten, dass die wissenschaftlichen Aussagen unseres Films über jeden Zweifel erhaben waren. Wir wollten nicht, dass irgendjemand den Hintergrund, die Erfahrung, die Integrität und die akademische Qualifikation eines Wissenschaftlers infrage stellen konnte, auf den wir uns beriefen.

Wir schickten eine E-Mail an Prof. Dietert mit der Frage, ob wir ihn interviewen könnten. Seine Antwort kam postwendend: Er sagte zu. Das war der Augenblick, in dem wir uns diesem Projekt mit ganzen Herzen verschrieben, unser eigenes Geld hineinsteckten und ihm die nächsten Jahre unseres Lebens widmeten.

Mehrere Monate später, als Dr. Dietert in einem leeren Hörsaal sein „Baumdiagramm der Krankheiten", die mit Kaiserschnittgeburten in Verbindung gebracht werden, an die Tafel malte, bekamen wir Gänsehaut. Uns wurde bewusst, dass das Thema, mit dem wir uns beschäftigten, noch viel bedeutsamer war, als wir erst gedacht hatten.

Es ging nicht nur um das Thema Geburt – es ging dabei um die menschliche Gesundheit insgesamt.

Zwei weitere wichtige Mitglieder des Spitzenteams, die wir für unser Projekt gewinnen konnten, waren Mikrobiologen: der zuvor bereits erwähnte Dr. Martin Blaser und Dr. Maria Gloria Dominguez Bello, beide von der *New York University.* Ihre Labore liegen nebeneinander in einem der oberen Stockwerke eines Krankenhauses für Militärveteranen in Manhattan. Beim Betreten des Gebäudes wurden wir nach Waffen durchsucht und mit sicherheitsrelevanten Fragen gelöchert, bis wir schließlich die Erlaubnis erhielten, ins Innere des Heiligtums vorzudringen.

Während wir durch ein Labyrinth von Fluren und alarmgesicherten Türen eskortiert wurden, sahen wir mit Unbehagen die zahlreichen Warnungen vor biologischer Gefährdung. Man hatte das Gefühl, geheime Einrichtungen zu betreten, zu denen der Öffentlichkeit der Zugang normalerweise verwehrt wurde. Wir mussten an unsere Zeit an der Filmakademie denken, als wir zusammen Thriller machen wollten, und hatten nun das Gefühl, als ob wir im realen Leben tatsächlich am Set eines Science-Fiction-Filmes wären. Wir fühlten uns sehr privilegiert in dieser Situation und das alles vermittelte uns eine Vorahnung davon, dass das, was man uns enthüllen würde, wahrscheinlich von globaler Tragweite wäre.

Außerdem stießen wir auf den Artikel eines kanadischen Forschungsteams über den bakteriellen „Fußabdruck" bei Säuglingen, die mit Kaiserschnitt zur Welt gekommen waren.[6] Dieser Artikel berichtete von einer Pilotstudie, bei der festgestellt worden war, dass Babys, die per Kaiserschnitt geboren wurden, ein anderes mikrobielles Profil besitzen als Kinder, die durch eine natürliche Geburt zur Welt gekommen waren. Wir setzten uns mit einer der Autorinnen des Berichts in Verbindung, mit Prof. Anita Kozyrskyj, und ein paar Monate später flogen wir nach Edmonton (Alberta), am Fuße der kanadischen Rocky Mountains, um sie zu interviewen.

Wir brauchten weitere Experten für die Bereiche Genetik und Epigenetik und fanden sie in der Person von Dr. Jacquelyn Taylor, Assistenzprofessorin an der *Yale University,* und Prof. Sue Carter sowie Prof. Aleeca Bell, die wir bereits interviewt hatten.

Wir begannen, ein Netzwerk von Experten aus der ganzen Welt aufzubauen, und reisten dazu Tausende Kilometer rund um die Erde. Wir bündelten die Erkenntnisse aus ihrem jeweiligen Fachwissen, sodass ein Bild von der Geburt entstand, das so ganz anders als das konventionelle Bild war, von dem wir ursprünglich ausgegangen waren.

Um auch einer medizinischen Perspektive Rechnung zu tragen, gewannen wir Dr. Neena Modi, Professorin für Neonatale Medizin, nachdem sie (zusammen mit ihrem Forschungskollegen Dr. Matthew Hyde) einen Aufsatz über die Verbindung zwischen einer Kaiserschnittgeburt und einem erhöhten Risiko der Kinder, im späteren Leben übergewichtig zu werden, veröffentlicht hatte.[7] Das nächste Mitglied im Team war Prof. emeritus Philip Steer, Geburtshelfer und ehemaliger Herausgeber des *British Journal of Obstetrics and Gynaecology.*

Was uns außerdem noch fehlte, war die Sichtweise der Hebammen. Zusätzlich zu Prof. Hannah Dahlen interviewten wir Lesley Page, Gastdozentin für Geburtshilfe am *King's College London* und darüber hinaus Präsidentin des *Royal College of Midwives.*

Der letzte Experte, den wir noch brauchten, war jemand, der den gesundheitlichen Aspekt aus einer wirtschaftlichen Perspektive beleuchten konnte. Als wir einmal unsere Tochter von der Geburtstagsparty einer Schulfreundin abholten, kamen wir mit einem anderen Vater ins Gespräch, der meinte: „Ich habe genau die richtige Person für Sie." – „Wer ist es?", fragten wir gespannt. Lächelnd erklärte er: „Drehen Sie sich um. Er steht genau hinter Ihnen." Und so lernten wir Stefan Elbe, Professor für Internationale Beziehungen an der *Sussex University* und Direktor des *Centre for Gobal Health Policy* kennen. Mit dieser Zufallsbegegnung war unser Team komplett.

Damit hatten wir es so weit also geschafft: Wir hatten eine Story von globaler Bedeutung und dazu unsere Experten gefunden:

MARTIN BLASER, Direktor des *Human Microbiome Program* und *Professor of Translational Medicine, New York University,* Autor von *Antibiotika-Overkill* – ein weltweit führender Mikrobiom-Experte.

MARIA GLORIA DOMINGUEZ BELLO, Dozentin im Fachbereich Medizin der *New York University* – Expertin auf dem Gebiet der Mikrobiom-Forschung bei Säuglingen.

RODNEY DIETERT, Professor für Immuntoxikologie, *Cornell University,* Autor von *The Human Superorganism,* Präsentator einer brillanten Big-Picture-Analyse der weltweiten Gesundheitsforschung und Experte auf dem Gebiet des menschlichen Immunsystems.

ANITA KOZYRSKYJ, Professorin im Fachbereich Kinderheilkunde, *University of Alberta,* und Co-Studienleiterin Mikrobiota-Forschung (SyMBIOTA) – Expertin auf dem Gebiet Mikrobiom-Forschung und Immunentwicklung bei Säuglingen.

SUE CARTER, Professorin für Verhaltensneurobiologie, Direktorin des *Kinsey Institute* und *Rudy Professor of Biology* an der *Indiana University* – weltweit führende Expertin auf dem Gebiet synthetischen Oxytocins.

JACQUELYN TAYLOR, Dozentin für Krankenpflege und stellvertretende Dekanin für Vielfalt und Inklusion, *Yale University* – Expertin auf dem Gebiet Genetik und Epigenetik.

HANNAH DAHLEN, Professorin für Geburtshilfe, *Western Sydney University* – Expertin auf dem Gebiet epigenetische Auswirkungen bei der Geburt und Geburtshilfe.

ALEECA BELL, Dozentin im Fachbereich Frauen, Kinder und Familie, Gesundheitswissenschaften, *University of Illinois* in Chicago – Expertin auf dem Gebiet epigenetische Forschungen bei der Geburt.

NEENA MODI, Professorin für Neonatale Medizin, *Imperial College London* – medizinisch-wissenschaftliche Expertin für Neugeborene.

PHILIP STEER, Prof. emeritus für Geburtshilfe, *Imperial College London* – medizinischer und Geburtshilfeexperte für Kaiserschnittgeburten.

LESLEY PAGE, Gastdozentin für Geburtshilfe *am King's College London,* und Präsidentin des *Royal College of Midwives* – Expertin auf dem Gebiet Geburtshilfe und physiologische Geburt.

STEFAN ELBE, Professor für Internationale Beziehungen, *University of Sussex,* und Direktor des *Centre for Global Health Policy* – Experte für die Frage, wie diese wegweisende Wissenschaft sich in der realen Welt niederschlägt.

*

Zu den Dingen, die uns bei der Herstellung unseres Film *Microbirth* frustrierten, gehörte, dass wir durch das einstündige Dokumentarfilmformat gezwungen waren, sozusagen nur „mit breiten Pinselstrichen" zu malen. Das feine Detail geht dabei verloren. Stundenlange Interviews werden auf kurze einprägsame O-Töne von 30 Sekunden reduziert. Komplexe Wissenschaft wird vereinfacht, um sie für die Allgemeinheit so verständlich wie möglich zu machen, und dabei bleibt dann kaum Raum für Nuancen.

Als wir den Film *Microbirth* drehten und dann zusammenschnitten, mussten wir mehr als 95 Prozent dessen, was wir aufgenommen hatten, weglassen (immerhin wurde das gesamte Material aber auf Dutzenden digitalen Festplatten gespeichert). Das vorliegende Buch bietet uns nun die Möglichkeit, auch diese fehlenden 95 Prozent zu verwerten, eingehender auf bestimmte Dinge einzugehen, noch mehr Informationen zu liefern und somit ein vollständigeres Bild von dieser erstaunlichen, bahnbrechenden Wissenschaft zu zeichnen, die das Potenzial hat, im Leben der Menschen wirklich einen Unterschied zu machen.

Das Projekt hat uns mehrere Jahre lang in Anspruch genommen und mehrfach auf Reisen von Europa nach Nordamerika geführt. Jetzt haben wir das Gefühl, das geschafft zu haben, was wir uns ursprünglich vorgenommen hatten. Wir haben unser Ziel erreicht. Wir haben unseren „Raubüberfall" durchgezogen und die Informationen in diesem Buch sind unser „unermesslich wertvoller Diamant".

Ohne die Kooperation und Unterstützung unseres geschätzten „A-Teams“ von Experten hätten wir das Projekt natürlich nicht durchziehen können. Wir sind ihnen allen sehr dankbar für das Vertrauen, das sie uns schenkten, indem sie ihre Forschungsergebnisse mit uns teilten. Für uns ist es eine Ehre und ein Privileg, dieses Wissen an die Öffentlichkeit weiterzugeben.

## Zu diesem Buch

Sie brauchen keinen wissenschaftlichen Hintergrund zu haben, um dieses Buch zu lesen. Wir wollten die wissenschaftlichen Erkenntnisse für *alle* Interessierten zugänglich und leicht verständlich machen, ohne jedoch in irgendeiner Weise inhaltliche Abstriche zu machen. Wir haben uns selbst dabei als Maßstab genommen: Wenn *wir* die wissenschaftlichen Erläuterungen verstehen konnten, dann würden unseres Erachtens auch andere Laien sie verstehen. Wir haben mit all diesen Wissenschaftlern zusammengearbeitet, um sicherzugehen, dass wir Ihnen hier etwas darlegen, das fundiert und richtig erklärt ist.

Wir wollten den Text nicht mit komplizierten Beschreibungen und sperrigen Titeln für unsere Experten überfrachten, sodass wir sie wann immer möglich vereinfacht haben. Die vollständigen Titel und Funktionen für Dr. Martin Blaser würden zum Beispiel so lauten: Dr. Martin J. Blaser, MD, *Muriel G. and George W. Singer Professor Translational Medicine,* Direktor des *NYU Human Microbiome Program,* ehemaliger Vorsitzender des Fachbereichs Medizin und Professor der Mikrobiologie an der *New York University School of Medicine.* Wir meinen jedoch, dass es genügt, einfach Dr. Martin Blaser oder Prof. Blaser oder mitunter auch nur Blaser zu schreiben – es macht die Aussagen, auf die es ankommt, übersichtlicher.

Wir benutzen in diesem Buch gerne visuelle Analogien (wie diejenige von dem Film über einen Raubüberfall). Wir finden, solche Analogien, Metaphern oder bildhafte Vergleiche sind eingängige

Kurzfassungen für komplizierte Zusammenhänge, wie wir sie ja auch in unseren gesprächen im Alltag oft benutzen.

Am Ende jedes Kapitels finden Sie einen Link zu einem kurzen Video, das speziell für unsere Leserinnen und Leser bearbeitet wurde. (Am Ende des Buches finden Sie auch eine kleine Liste dieser Internetadressen; siehe S. 209.) Diese Videos enthalten bereichernde Ergänzungen zu diesem Buch. Sie müssen sie sich nicht anschauen; wenn Sie es aber doch tun, dann macht es Ihnen hoffentlich Spaß, die befragten Wissenschaftler und gelegentlich auch uns zu sehen. In diesem Buch zitieren wir aus den Interviews, die wir mit den Experten geführt haben, wir möchten Ihnen aber auch die Gelegenheit geben, sie selbst zu sehen, um ihre Worte lebendiger werden zu lassen.

Wir sind uns der Tatsache bewusst und berücksichtigen gerne, dass *nicht nur Frauen* Kinder gebären können. Transgender, die mit einer Gebärmutter geboren wurden, sich aber einer geschlechtsangleichenden Operation unterzogen haben oder unterziehen, können ebenso Kinder gebären. Wir möchten im Folgenden jedoch einfach nur von „Frauen“ und „Müttern“ sprechen; damit sollen *alle* gebärfähigen Menschen gemeint sein. Wir hoffen aufrichtig, dass sich dadurch niemand ausgeschlossen oder verletzt fühlt.

Eine letzte Anmerkung zur Sprache. Wir wollten nicht, dass die Vermittlung der Inhalte durch unsere Ausdrucksweise erschwert würde. Deshalb kann es sein, dass wir gelegentlich verschiedene Ausdrücke verwenden, um den gleichen Vorgang zu beschreiben. Die Besiedelung des Körpers mit dem Mikrobiom wird mitunter auch als Mikrobenübertragung von der Mutter auf das Kind im Geburtskanal beschrieben. Wir sprechen bei dieser Übertragung auch von einem „speziellen Cocktail“ von Bakterien oder einer „Mikrobenladung“ oder auch von einer „Impfung“, um einen Fachbegriff zu verwenden. Wir versuchen, wissenschaftliche Fachbegriffe so weit wie möglich zu vermeiden, aber es gibt einige, die wir nicht vermeiden können.

## Begriffserläuterungen

Wie jedes Forschungsgebiet haben auch Mikrobiologen ihre eigene Terminologie, um die Welt der Bakterien zu beschreiben. Manche Begriffe sind austauschbar und können synonym verwendet werden, andere aber nicht, weil sie sehr spezifisch sind.

Da wir keine Mikrobiologen sind, finden Sie nachstehend einen groben Leitfaden für die Verwendung von Begriffen, die in unseren Interviews mit den Experten immer wieder auftauchten. Diese Übersicht entspricht unserem Verständnis der wichtigsten Begriffe, die mit diesem Forschungsgebiet verbunden sind.

*Mikrobiologie:* Die Wissenschaft und Lehre von den Mikroorganismen.

*Mikroben:* Begriff für mikroskopisch kleine Organismen oder Mikroorganismen. Er umfasst Bakterien, Viren, Protozoen (Urtierchen), Archaeen (Urbakterien), Pilze und ähnliche Organismen.

*Mikroorganismen:* Mikroskopisch kleine Organismen; Synonym für Mikroben; manchmal auch synonym für Bakterien.

*Bakterien:* Die am häufigsten vorkommenden mikroskopisch kleinen Organismen. Der Begriff wird manchmal synonym für Mikroben oder Mikroorganismen verwendet. Dabei ist es wichtig zu wissen, dass alle Bakterien Mikroben sind, aber nicht alle Mikroben sind Bakterien. Bakterien sind mikroskopisch klein und kommen in unterschiedlichsten Formen vor. Man geht davon aus, dass sie die erste Form von Leben waren, das auf der Erde entstand, und sie sind bei jedem Bewohner dieses Planeten zu finden (und auch auf bemannten Raumschiffen …).

*Keime:* Ein eher veralteter Ausdruck für Mikroorganismen. Er hat eine negative Konnotation, da er mit Bakterien assoziiert wird, die Krankheiten hervorrufen. Es stimmt, dass einige Arten von Keimen Krankheitserreger sind; die überwiegende Mehrzahl ist jedoch nicht schädlich, sondern im Gegenteil für den Menschen sehr nützlich.

*Viren:* Eine weitere Mikrobenart. Ein Virus ist kleiner als ein Bakterium und braucht einen lebendigen Wirtsorganismus, um zu überleben.

*Mikrobiom:* Komplexe Gemeinschaft von Mikroben und ihren Genen.

*Mikrobiota, die:* Wird oft synonym verwendet für Mikrobiom.

*Darmflora:* Eine Beschreibung der komplexen Gemeinschaft der im Darm lebenden Mikroben. Nachdem die Wissenschaft entdeckt hat, dass es im Darm nicht nur „Flora" gibt, wird dieser Begriff als etwas veraltet angesehen. Wissenschaftler sprechen inzwischen häufiger von Darmmikrobiota oder vom Darmmikrobiom.

*Antigen:* Ein „Erkennungszeichen" an der Zelle. Wenn Ihr Immunsystem das Zeichen nicht erkennt, attakiert es das Antigen.

*Pathogene:* Krankheitserreger; alle Mikroorganismen, die Krankheiten hervorrufen; dazu gehören Bakterien (die etwa eine Halsentzündung verursachen), Viren (Ursache für Hepatitis A, B oder C) oder Pilze (Ursache für Fußpilz). Ein winziger Prozentsatz aller Bakterien ist pathogen, das heißt, sie können dem Menschen schaden. Die überwiegende Mehrzahl ist hingegen entweder harmlos oder nützlich für uns (vgl. unter „Keime").

## Warum wir dieses Buch geschrieben haben

Wir sind der Überzeugung, dass es wichtig ist, allen angehenden Eltern die neuesten wissenschaftlich gesicherten Forschungsergebnisse an die Hand zu geben, sodass sie eine fundierte Entscheidung treffen können, wie ihr Baby zur Welt kommen soll.

Klarstellen möchten wir aber auch, dass wir die Entscheidung von Eltern, die vorhaben, ihr Kind per Kaiserschnitt zur Welt zu bringen (oder die dies bereits getan haben), nicht infrage stellen wollen. Und wir möchten auch nicht, dass irgendjemand Schuldgefühle wegen einer solchen Entscheidung hat. Ich, Toni Harman, brachte unser Baby per Kaiserschnitt zur Welt, sodass wir aus erster Hand und aus eigener Erfahrung wissen, dass nicht alle Kinder auf natürlichem

Wege geboren werden können oder sollten (– es ist abhängig von den jeweiligen medizinischen Umständen).

Wir möchten künftigen Eltern jedoch die neuesten wissenschaftlichen Erkenntnisse zur Verfügung stellen, die für die langfristige Gesundheit ihres Kindes entscheidend sein könnten. Ob eine Mutter ihr Kind nun auf natürlichem Wege oder per Kaiserschnitt zur Welt bringt – alle Eltern sollten, unabhängig davon, Zugang zu den neuesten Informationen haben, die ihnen helfen, in ihrer jeweiligen Situation eine fundierte Entscheidung zu treffen. Darüber hinaus glauben wir auch, dass all jene diese Kenntnisse haben sollten, die im Rahmen der Geburtshilfe ihre Dienste anbieten, damit sie die Entscheidungen der Eltern verstehen beziehungsweise Unterstützung leisten können.

Bisher sind wichtige Informationen, die für angehende Eltern und alle, die Dienste im Rahmen der Geburtshilfe anbieten, wirklich hilfreich sein könnten, in wissenschaftlichen Publikationen verborgen, die nur der akademischen Welt zugänglich sind. Wir möchten diese wichtigen Erkenntnisse nun *allen* zugänglich machen. Wir wünschten, wir hätten dies alles schon acht Jahre früher gewusst, als unsere Tochter zur Welt kam, sodass wir damals eine fundierte Entscheidung hätten treffen können. An der Vergangenheit können wir nichts mehr ändern; wir hoffen jedoch, dass wir mit diesem Buch die Zukunft verändern und ein breiteres Bewusstsein für all die Dinge schaffen können, die wir auf unserer „Reise" gelernt haben.

Das letzte Kapitel dieses Buches enthält einen nachdrücklichen Aufruf zum Handeln. Wir möchten künftige Generationen schützen und hoffen, dass Sie – nachdem Sie dieses Buch gelesen haben – unserem Aufruf folgen und sich uns anschließen möchten. So können wir alle zusammen die Welt verändern.

*Toni Harman und Alex Wakeford*

Video „Die Autoren näher kennenlernen":
*vimeo.com/154871900*

# 1
# Das menschliche Mikrobiom – was ist das?

## Kurze Geschichte der Evolution des Lebens auf der Erde

Wir werden Ihnen hier eine Geschichte erzählen, die mit der Geburt eines Menschen beginnt. Um jedoch zu verstehen, wie die Geburt sich in die lange Entwicklungsgeschichte des Lebens selbst einfügt, müssen wir bis in die Zeit der Entstehung des Lebens auf der Erde zurückgehen.

Vor viereinhalb Milliarden Jahren wurde der Planet Erde geboren. Nach ihrer Entstehung wurde die Erde erst einmal eine halbe Milliarde Jahre lang ständig von Meteoriten bombardiert. Nachdem dieses „Bombardement" beendet war, begann die Oberfläche der Erde sich langsam abzukühlen und zu stabilisieren. Es bildete sich eine Kruste, durch die eine heiße, steinige Fläche entstand – die ersten festen Gesteine des Planeten. Während die Erde weiter abkühlte, bildeten sich Wolken, die riesige Mengen an Regenwasser hervorbrachten, aus denen die Weltmeere entstanden. Landmassen begannen sich herauszubilden und in der gleichen Zeit entstand das Leben aus der Erde.

Trotz der hochtoxischen Bedingungen tauchten vor ungefähr dreieinhalb Milliarden Jahren einzellige Mikroorganismen auf. Diese (lebenden) Mikroorganismen, etwa Bakterien, tauchten nicht nur einfach so auf und überlebten: Sie tauchten auf, wuchsen und gediehen. Seither wird der Planet erfolgreich und vollständig von Bakterien besiedelt. Bakterienarten sind auf den höchsten Bergen, in den Tiefen der tiefsten Ozeane und sogar weit oben in der Atmosphäre gefunden worden.

Als Erstes sind wohl einfache bakterielle Zellen entstanden; bald danach (oder vielleicht schon vorher?) betraten andere einzellige Organismen die Bühne, die sogenannten Archaeen (Urbakterien). Bakterien und Archaeen, die den Prokaryoten zuzuordnen sind, sehen durchaus ähnlich aus, da es sich um einzellige Lebewesen handelt, die von einer Membran und einer Zellwand umgeben sind, aber keinen Zellkern haben. Vielleicht haben sie sich aus einem gemeinsamen Vorfahren entwickelt. Genetisch sind sie jedoch ziemlich unterschiedlich. (Neben Archaeen und Bakterien gibt es noch eine dritte Kategorie von Lebewesen, die Eukaryoten. Alles Leben, das wir heute um uns herum sehen, einschließlich sämtlicher Pflanzen und Tiere, gehört zu dieser Kategorie. Eukaryoten sind komplexer als Prokaryoten, da sie einen Zellkern haben, und sie haben auch Energie erzeugende Organellen, die Mitochondrien.)

An diesem Punkt der Evolutionsgeschichte beginnen die Dinge wirklich interessant zu werden – das Leben begann zumindest größer und für das bloße Auge sichtbarer zu werden. Vor etwa 600 Millionen Jahren kam es zu einem regelrechten Entwicklungsschub, der mit der Entwicklung einfacher Tiere eingeleitet wurde, gefolgt von Fischen, Proto-Amphibien (amphibienähnliche Organismen) und Landpflanzen. Vor 400 Millionen Jahren legte die Evolution mit der Entwicklung von Insekten, Samen und Amphibien noch einmal einen Gang zu. Reptilien entwickelten sich vor rund 300 Millionen Jahren und etwa 100 Millionen Jahre danach folgten Säugetiere. Dann kamen Vögel und Blumen. Die Primaten entwickelten sich vor 60 Millionen Jahren und die Gattung Homo erst in den letzten 2,5 Millionen Jahren. Den Gernegroß, den wir als den heutigen Menschen kennen, gibt es erst seit 200.000 Jahren. Anders gesagt gibt es den Menschen erst seit 0,004 Prozent der Erdgeschichte.

## Was ist die Rolle der Bakterien in der Evolution?

In all diesen verschiedenen Evolutionsphasen – von den Mikroben bis zur Entwicklung des Homo sapiens – waren Bakterien immer dabei. Im Laufe von Milliarden und Millionen Jahren bis zum heutigen Tag sind Bakterien zu einem Teil aller anderen Lebensformen geworden.

Mit anderen Worten, seit dem Beginn der Zeit waren alle Lebensformen mit der Allgegenwärtigkeit von Bakterien verbunden, um aus der Vereinigung mit diesen Mikroorganismen neue Lebensformen entstehen zu lassen. Das Gleiche gilt für uns Menschen. In unserer Evolution haben auch wir uns mit Bakterien vereinigt – so sehr, dass Bakterien in unserem Körper und sogar in unseren Zellen allgegenwärtig sind. Das gilt ebenso für jedes Tier und jede Pflanze auf der Erde. Wenn man eine Zelle öffnet oder auch Zellkomponenten, so findet man darin Bakterien.

„Bei unseren eigenen Zellen handelt es sich in der Tat um ein Gemisch von Bakterien und anderen Urzellen. Wir haben in unseren eigenen Zellen einige bakterielle Komponenten, das sind die Mitochondrien. Dabei handelt es sich um Urbakterien, die sich mit anderen Zellen vereinigt haben", sagt die Mikrobiologin Dr. Maria Dominguez Bello von der *New York University.*

Mit anderen Worten, die Mitochondrien, die in jeder Zelle unseres Körpers zu finden sind, stammen von Bakterien ab. Jedes Mitochondrium könnte auch als „Urururururururururur-Enkel" eines frei lebenden Bakteriums beschrieben werden. Irgendwann einmal vereinigte sich dieses Bakterium mit einer anderen Zelle oder wurde von einer anderen Zelle verschlungen. Diese Zelle profitierte davon, da das frei lebende Bakterium ein Mitochondrium wurde, das die dringend benötige Energie produzierte. Das Mitochondrium profitierte davon, weil es nun an einem geschützten, nährstoffreichen Ort wohnte. Bakterien leben jedoch nicht nur in unseren menschlichen Zellen. Zahllose weitere Bakterien leben *außerhalb* unserer menschlichen Zellen. Mikroben füllen, umhüllen und umgeben unseren Körper.

Nochmals anders formuliert: Unser Körper besteht nicht nur aus menschlichen Zellen. Er ist auch voller Bakterien. Der menschliche Körper ist ein komplexes Ökosystem, das aus menschlichen Zellen und Mikroorganismen besteht, die zusammen, in Gemeinschaft existieren. Man könnte also auch sagen: Wir sind zum Teil Mensch und zum Teil Mikroben. „Wenn man das verstanden hat", sagt Dr. Dominguez Bello, „beginnt man, jedes einzelne Individuum oder jede einzelne Spezies als ein Gemisch zu sehen. Wir sind also so etwas wie ein Ökosystem, das gehen kann …"

Sobald man anfängt, darüber nachzudenken, sieht man sich selbst in einem neuen Licht. Auf einer philosophischen Ebene, als Evolutionsprodukte auf einem bakteriell geprägten Planeten, sind wir nicht nur Menschen, wir sind alle *mehr* als Menschen. Mensch sein heißt, mehr als ein einzelner lebender Organismus zu sein. Mensch sein heißt nicht, ein einzelnes „Ich" zu sein, sondern ein mannigfaches „Wir".

## Was ist das menschliche Mikrobiom genau?

Als Direktor des *Human Microbiome Program* und Autor des Buches *Antibiotika-Overkill* ist Dr. Martin Blaser eine der weltweit führenden Autoritäten auf dem Gebiet des menschlichen Mikrobioms. Er beschreibt das menschliche Mikrobiom als „… alle Organismen, die im menschlichen Körper leben: Bakterien, Pilze, Viren und so weiter. Sie sind die Organismen, die in und auf uns leben, bei denen wir daheim sind."

Bis vor kurzem ging man Schätzungen zufolge davon aus, dass es in unserem Körper 100 Billionen Mikroben im Vergleich zu 10 Billionen menschlichen Zellen gebe. Das ist ein Verhältnis von 10:1. Man nahm an, dass unser Körper zu 90 Prozent aus Mikroben und nur zu 10 Prozent aus menschlichen Zellen bestehe. Im Hinblick auf das Gewicht ging man davon aus, dass alle Mikroben in einem Körper nur etwas mehr als 1 Kilogramm wögen. Oder anders gesagt, dass sie in etwa das Gewicht eines menschlichen Gehirns hätten.

Diese Schätzung wurde unlängst von Wissenschaftlern revidiert. Wir wissen nun, dass wir bezüglich des Verhältnisses von Mikroben zu menschlichen Zellen keine allgemeingültigen Aussagen treffen können, weil es jeweils von der Größe des Menschen und vielleicht sogar davon abhängt, was er gegessen hat.[8] Das Verhältnis könnte auch bei 1:1 liegen (das heißt also, genauso viele Mikroben wie menschliche Zellen). Daher mag es genügen zu sagen: Egal, wie das Verhältnis genau aussieht, in unserem Körper gibt es jedenfalls eine ganze Menge Mikroben!

Aber damit ist die Geschichte noch nicht zu Ende: Die Tausende verschiedener Arten von Bakterien, die auf und in unserem Körper leben, tragen sehr viel genetisches Material in sich. Gehen wir einen Schritt zurück. Schätzungen zufolge gibt es im menschlichen Körper zwischen 20.000 und 25.000 Gene. Zusammen werden diese Gene als das menschliche Genom bezeichnet. Das menschliche Genom trägt alle genetischen Instruktionen in sich, die wir für Wachstum und Entwicklung benötigen.

Darüber hinaus haben die Mikroben in unserem Körper auch ihr eigenes Genom. Forscher, die am *Human Microbiome Project* arbeiten, schätzen, dass das Mikrobiom etwa acht Millionen einzigartige Protein codierende Gene oder 360 Mal mehr *bakterielle* Gene zur Gesamtzahl unserer Gene beiträgt, als es *menschliche* Gene gibt.[9] Wenn diese Schätzung zutrifft, dann könnte es mehrere Hundert Mal mehr genetisches Material in unseren Mikroben geben als in unseren menschlichen Genen.

Lesley Page, die Präsidentin des *Royal College of Midwives,* formuliert treffend das Erstaunen über die Erkenntnis, dass wir in diesem Sinne *mehr,* in größerem Ausmaß Mikroben als Menschen sind: „Es ist, als hätten wir einfach eine ganz neue Welt entdeckt, und dies hat dazu geführt, dass ich mich selbst anders sehe. Mir war immer bewusst, dass ich Organismen auf der Haut, im Magen und in mir hatte. Aber die Vorstellung, dass ich *mehr* aus Mikroben als aus menschlichen Zellen bestehe, das ist, als würde ich dadurch noch etwas mehr mit dem Universum verbunden."

## Wo in unserem Körper sind die Bakterien?

Bakterien residieren in jenen Teilen unseres Körpers, die mit der äußeren Welt in Kontakt kommen. Sie sind außen auf der Haut zu finden und sie sind innen, im Mund, im Rachen, in den Atemwegen und Lungen zu finden, weil wir bei jedem Atemzug einige einatmen. Auf der Grundlage einer konstanten Atemfrequenz von zwölf Atemzügen pro Minute geht man davon aus, dass wir mit jedem Atemzug etwa 50 Bakterien inhalieren könnten. Das wären 600 pro Minute, 36.000 pro Stunde und insgesamt mehr als 860.000 am Tag.[10]

Es gibt Bakterien in unseren Augen, unseren Ohren und unserer Nase – lauter „Öffnungen" zur Außenwelt, durch die Bakterien in den Körper eindringen können. Die Harnwege (Harnröhre und Blase) stellen eine weitere Öffnung dar, durch die Bakterien in den Körper gelangen und sich ansiedeln können. Urin ist traditionell immer als steril angesehen worden (das heißt, dass sich keine Mikroben darin befinden). Die jüngsten Fortschritte in der Gensequenzierung haben jedoch gezeigt, dass im Urin gesunder Menschen ein geringes Maß an Bakterien zu finden ist.[11] In den Nieren eines gesunden Menschen sind normalerweise keine Bakterien; wenn er jedoch eine Blasenentzündung (Zystitis) oder eine Harnwegsinfektion entwickelt, können Bakterien über die Harnwege in die Blase und weiter nach oben gelangen und eine Nierenentzündung hervorrufen. Ob Bakterien für gewöhnlich im Blut, im Herzen, in der Leber, in der Bauchspeicheldrüse und in den Eierstöcken gesunder Menschen zu finden sind, ist derzeit Gegenstand weiterer Forschungen.

Beim Gehirn war man immer davon ausgegangen, dass es steril sei. Jüngste Forschungen haben aber das Gegenteil gezeigt. Bei ihren

Untersuchungen, ob Menschen mit HIV/AIDS vielleicht anfälliger für Gehirninfektionen sind, stellten Forscher fest, dass *jedes* von ihnen untersuchte Gehirn Bakterien enthielt, unabhängig davon, ob die Person mit HIV infiziert war oder nicht.[12] Niemand kann mit Sicherheit sagen, wie oder wann die Bakterien die Blut-Gehirn-Schranke überwunden haben. Jedenfalls ist im Gehirn eine mikrobielle Population zu finden.

Und wo sind Mikroben außerdem noch in unserem Körper zu finden? Bei Frauen gibt es eine Kolonie von Mikroben, die in der Vagina residiert. Das vaginale Mikrobiom ist extrem wichtig, weil es den Vorrat an Mikroben für künftige Generationen enthält. In der Schwangerschaft kann auch die Plazenta kleine Kolonien von Mikroben beherbergen. Im nächsten Kapitel werden wir eingehender auf die in Vagina und Plazenta zu findenden Kolonien von Mikroben eingehen.

Von entscheidender Bedeutung ist, dass Mikroben auch überall im Magen-Darm-Trakt (Verdauungstrakt) zu finden sind, der etwa neun Meter lang ist.[13] Der Magen-Darm-Trakt umfasst vom Mund abwärts die Speiseröhre, den Magen, den Dünndarm, Dickdarm und After. Beim Magen-Darm-Trakt handelt es sich im Wesentlichen um eine Röhre, durch die das, was wir zu uns nehmen, hindurchgeht. Die Schleimhaut (oder Mukosa), eine dünne, feuchte Zellschicht, kleidet das Innere dieser Röhre aus. Die Schleimhaut besteht aus einer Epithelschicht (einer Schicht aus Epithelzellen), die an einem lockeren Bindegewebe *(Lamina propria mucosae)* befestigt ist, und darunter befindet sich eine glatte Muskelschicht *(Lamina muscularis mucosae)*, die hilft, das, was wir zu uns nehmen, im Magen-Darm-Trakt weiterzutransportieren. Zusammen bilden sie die sogenannte Darmbarriere. Diese Barriere verhindert, dass Inhalte aus dem Darm direkt in den Körper gelangen können.[14]

Wenn von „Darmbakterien" gesprochen wird, so sind damit meist die vielen Billionen Bakterien gemeint, die im letzten Teil des Magen-Darm-Trakts, im Dickdarm leben. In unserer Darmschleimhaut und um sie herum leben viele Billionen Mikroben. Die Forschung hat interessanterweise gezeigt, dass, wenn wir Stuhlgang haben, Darmbakterien bis zu 60 Prozent der Feststoffe des Stuhls ausmachen.[15]

Das Darmmikrobiom ist die am intensivsten untersuchte mikrobielle Gemeinschaft. Dies liegt zum Teil daran, dass die sich abzeichnenden wissenschaftlichen Erkenntnisse auf eine starke Verbindung zwischen dem Darmmikrobiom und dem Gehirn hinweisen. Was mit den Bakterien in unserem Darm geschieht, kann Einfluss auf die Entwicklung des Gehirns und das Verhalten haben. Aber der Magen-Darm-Trakt spielt auch eine wichtige Rolle in der Funktionsweise des Immunsystems, wie wir in Kapitel 5 noch sehen werden.

Das Mikrobiom ist bei jedem Menschen anders. „Es ist so einzigartig wie der Fingerabdruck", sagt Dr. Blaser. Selbst bei eineiigen Zwillingen hat jeder von ihnen ein einzigartiges Mikrobiota-Profil. Dies ist so, weil wir ab dem Moment, in dem wir geboren werden, ständig verschiedenen Arten von Bakterien ausgesetzt sind. Jedes Mal, wenn wir einatmen, jedes Mal, wenn wir etwas essen, jedes Mal, wenn wir etwas anfassen, nehmen wir Mikroben auf. Wir können die zahllosen Bakterien, die wir ständig aufnehmen und einatmen, nicht sehen, aber sie siedeln sich womöglich bald in unserem Körper an und viele von ihnen werden ein Teil von uns.

## Was machen die Bakterien in unserem Körper?

Wie die meisten lebenden Organismen hat auch der Mensch eine symbiotische Beziehung zu den Mikroben, die auf und in unserem Körper leben. Anders gesagt, die Beziehung zwischen menschlichen Zellen und Mikroben ist keine Einbahnstraße. Die menschlichen Zellen machen Dinge, von denen die Bakterien in unserem Körper profitieren, und umgekehrt machen die Bakterien Dinge, von denen die menschlichen Zellen profitieren. Diese Interaktion – die Zusammenarbeit von Zellen und Mikroben wie ein Team – kommt dem ganzen Organismus (uns) zugute. Man könnte sagen, unsere menschlichen Zellen plus die Bakterien, Viren, Urbakterien (Archaeen), Pilze und Urtierchen (Protozoen) gehören alle zum gleichen Team, dem „Team Mensch".

Wenn es oft heißt, mit Teamarbeit gehe alles besser, dann trifft dies für unser Mikrobiom wirklich zu. Die Mikroben in unserem Inneren tragen dazu bei, dass unsere Organe funktionieren, und sie helfen, uns vor Krankheiten zu schützen. Dafür geben wir den Mikroben ein Zuhause und versorgen sie mit Nahrung.

Prof. Rodney Dietert zufolge bilden wir zusammen mit den Mikroben einen symbiotischen Superorganismus, weil wir Dinge füreinander tun und diese Dinge für die Gesundheit des ganzen Organismus sehr wichtig sind. Darmmikroben helfen, Nährstoffe aufzuspalten. Das heißt, dass – wenn diese Mikroben aus irgendeinem Grund fehlen – wir einige der Nährstoffe, die wir brauchen, vielleicht nicht bekommen, weil sie nicht in nützliche Spaltprodukte aufgespalten werden. Die Mikroben bauen auch Umweltchemikalien ab. Wenn sie fehlen, gilt Dr. Dietert zufolge auch hier wiederum, dass uns möglicherweise ein gewisser Schutz fehlt und dass wir vielleicht nicht über die nahtlose Abgrenzung verfügen, die diese Mikroben uns bei unserer Interaktion mit der Umwelt bieten.

Wie jeder einzelne Mensch, der jemals auf dieser Erde umhergegangen ist, sind wir alle ein ganzer menschlicher Superorganismus. Unser Körper ist ein perfektes Ökosystem, mit Billionen von Bakterien, die mit den Billionen menschlichen Zellen in perfekter Harmonie funktionieren. So ist es zumindest, wenn wir gesund sind.

## Werden wir immer kränker?

Man braucht kein Wissenschaftler oder Arzt zu sein, um festzustellen, dass die in Industrienationen lebenden Menschen immer kränker werden. Dies hat ein solches Niveau erreicht, dass Dr. Martin Blaser in seinem Buch *Antibiotika-Overkill* schreibt, dass die Bevölkerung in diesen Ländern mit „modernen Seuchen" konfrontiert sei.

Dr. Blaser zufolge hat die Anzahl der Asthmaerkrankungen sich seit dem Zweiten Weltkrieg in den USA vervierfacht oder verfünffacht. Bei Lebensmittelallergien ist ein sprunghafter Anstieg zu verzeichnen. Um dazu nur ein Beispiel zu nennen: In den USA veröffentlichten die *Centers for Disease Control and Prevention* 2013 eine Studie, aus der hervorging, dass Lebensmittelallergien bei Kindern zwischen 1997 und 2011 um etwa 50 Prozent zugenommen hatten.[16]

Juveniler Diabetes, auch als Typ-1-Diabetes bezeichnet, nimmt ebenso rasch zu. In einer im Dezember 2015 veröffentlichten Studie stellten Forscher fest, dass die Anzahl der Kinder in den USA, die mit Typ-1-Diabetes leben, zwischen 2002 und 2013 um 60 Prozent gestiegen war. Im Unterschied zu Typ-2-Diabetes hat juveniler Diabetes nichts mit Fettleibigkeit zu tun. Dabei handelt es sich vielmehr um eine Autoimmunkrankheit, bei der das Immunsystem die Zellen angreift, die Insulin produzieren (das Hormon, das den Blutzucker reguliert).[17]

Zöliakie ist eine weitere Autoimmunerkrankung, die immer weiter zunimmt. Bei Zöliakie liegt eine Unverträglichkeit gegenüber Gluten vor. Gluten in der Nahrung von jemandem, der an Zöliakie erkrankt ist, löst eine Immunreaktion aus, wobei das Immunsystem die Zellen des Dünndarms angreift. Dr. Blaser zufolge ist die Zahl der von Zöliakie Betroffenen in den USA seit 1950 um das Vierfache gestiegen. Neueste Schätzungen gehen davon aus, dass inzwischen eine von 100 Personen weltweit von der Krankheit betroffen ist.[18]

Bei Fettleibigkeit ist ebenso eine steigende Tendenz zu verzeichnen. Aus der neuesten Statistik der US-Regierung geht hervor:[19]

- dass zwei Drittel der erwachsenen Amerikaner als übergewichtig oder fettleibig anzusehen sind;
- dass ein Drittel der erwachsenen Amerikaner als fettleibig anzusehen ist;
- dass einer von 20 erwachsenen Amerikanern als extrem fettleibig anzusehen ist;

- dass ein Drittel der Kinder in den USA zwischen 6 und 19 Jahren als übergewichtig oder fettleibig anzusehen ist;
- dass eins von sechs Kindern in den USA zwischen 6 und 19 Jahren als fettleibig anzusehen ist.

Das Problem zunehmender Fettleibigkeit ist natürlich nicht nur auf die USA beschränkt. Es trifft auch auf viele andere Industrie- und Entwicklungsländer zu.

Dr. Blaser hat auch eine Zunahme der gastroösophagealen Refluxkrankheit festgestellt. Auf der Website des *National Health Service* (NHS), des staatlichen Gesundheitssystems in Großbritannien, wird die Refluxkrankheit als eine Erkrankung beschrieben, „bei der saurer Mageninhalt in die Speiseröhre zurückfließt".[20] Seit den 1930er-Jahren, als sie zum ersten Mal in der medizinischen Literatur auftauchte, hat diese Krankheit dramatisch zugenommen. „Sie wird", sagt Dr. Blaser, „mit dem sogenannten Barrett-Ösophagus, einer präkanzerösen (prämalignen) Erkrankung, in Verbindung gebracht, die von Sir Norman Barrett erstmals in England entdeckt wurde. Dies ist ein Vorläufer eines bestimmten Speiseröhrenkrebses (Ösophaguskarzinoms). Und dieser Krebs, das Adenokarzinom, ist die in den USA und vielen Industrieländern am schnellsten zunehmende Krebsart. Ihre Verbreitung ist in den letzten 30 Jahren um das Sechsfache gestiegen."

Ebenso nehmen Fälle von komplexen Neuroentwicklungskrankheiten wie Autismus-Spektrum-Störungen (ASS) zu. Dr. Blaser sagt: „Autismus nimmt dramatisch zu. Es gibt Unterschiede bei der Diagnose und die medizinische Diagnose ist ein ungenaues Feld. Wir glauben aber, dass Autismus seit 1950 mindestens um das Vierfache gestiegen ist. Manche Schätzungen gehen von einer noch höheren Zahl aus."

Was treibt den Anstieg bei Krankheiten an? Gibt es viele Ursachen oder ist es möglich, dass es nur einen Grund gibt, warum unsere Bevölkerung immer kränker wird?

In seinem Buch *Antibiotika-Overkill* stellt Dr. Blaser eine Theorie auf, die eine einfache Erklärung für diese Zunahme von Krankheiten gibt: „Angenommen, man hat zehn Krankheiten, die gleichzeitig zunehmen; jede könnte eine separate Ursachen haben, vielleicht gibt es aber auch etwas, was die Ursache für sie alle ist. Dieses Etwas ist meines Erachtens eine Veränderung in unserem Mikrobiom. Unser altes Mikrobiom, das uns vor vielen Krankheiten schützte, degeneriert, und mit dieser Degenerierung erhalten diese Krankheiten Auftrieb."

Wenn jeder von uns viele Tausend verschiedene Bakterienarten in seinem Körper trägt und wenn dies bis vor Kurzem immer so war, dann haben diejenigen von uns, die in Industrieländern leben, irgendwie einen Teil der Artenvielfalt der Bakterien in unserem Darm verloren. Jüngste Forschungsstudien gehen davon aus, dass die Bevölkerungen in Industrieländern einen erheblichen Teil der mikrobiellen Vielfalt im Darm verloren haben. Mit anderen Worten, es sind weniger verschiedene Bakterienarten als früher, die in und auf uns leben.

Dr. Maria Gloria Dominguez Bello berichtete im April 2015 in *Science Advances*[21], dass Mitglieder einer isoliert lebenden Gruppe von Indianern in Venezuela das vielfältigste Mikrobiom haben, das je bei Menschen entdeckt wurde. Die Gemeinschaft der Yanomami, die 2008 von einem Hubschrauber aus entdeckt wurde, hatte als Jäger und Sammler seit 11.000 Jahren ungestört in einer abgelegenen Bergregion gelebt. Die Forscher sammelten von 34 Personen Abstriche von der Mundschleimhaut, vom Stuhl sowie Hautproben, wobei sie sehr darauf bedacht waren, den Kontakt zu den Yanomami auf ein Minimum zu beschränken.

Dr. Dominguez Bello und ihre Kollegen stellten fest, dass bei den Angehörigen der Yanomami im Durchschnitt eine um etwa 50 Prozent größere ökologische Artenvielfalt als bei US-Amerikanern zu verzeichnen war. Das Forscherteam gelangte zu dem Schluss, dass Populationen anfangen, Bakterien in ihrem menschlichen Mikrobiom zu verlieren, wenn die Kultur stärker „westlich" orientiert wird. „Wenn wir im Westen unser Mikrobiom mit dem von isolierten Völkern vergleichen, die im Dschungel Südamerikas leben, haben wir etwa ein

Drittel der Vielfalt unserer Mikroben verloren“, sagt Dr. Dominguez Bello.

Es ist noch zu früh, als dass wir mit Sicherheit wissen könnten, was es für die Menschen in Industrieländern bedeutet, ein Drittel ihrer mikrobiellen Vielfalt zu verlieren. Diese Untersuchung hat jedoch gezeigt, dass Angehörige des Volkes der Yanomani eine wesentlich reichere mikrobielle Vielfalt als wir haben. Und sie sind gesund.

Wenn die Theorie des Antibiotika-Overkills von Dr. Blaser richtig ist, werden wir womöglich *deshalb* kränker, weil wir die Vielfalt an bakteriellen Arten verloren haben, die zahllose Generationen vor uns geschützt hat. „Es ist absolut klar, dass unsere Vielfalt zurückgeht“, sagt er. „Und das ist aus Sicht eines Ökologen gefährlich, weil es die Vielfalt ist, die uns schützt.“

Sofern es Belege gibt, die darauf schließen lassen, dass wir die Vielfalt an Mikroorganismen in unserem Körper verlieren, stellt sich die Frage, warum das so ist. „Ich würde sagen, dass es zum Teil auf die moderne Lebensweise zurückzuführen ist“, meint Dr. Blaser. „Nichts hat unser Mikrobiom auf sauberes Wasser, kleinere Familien, Kaiserschnitt und antibakterielle Substanzen vorbereitet, die überall eingesetzt werden. Und natürlich spielen auch 70 Jahre Antibiotika eine Rolle.“

## Warum haben Antibiotika Auswirkungen auf die mikrobielle Vielfalt?

In den letzten Jahrzehnten hat es eine massive Zunahme des Einsatzes von Antibiotika gegeben, sowohl in der Medizin als auch in der Landwirtschaft. Im Zusammenhang mit dem Einsatz von Antibiotika in der Medizin hat eine kürzlich veröffentlichte Studie des *Children's Hospital of Philadelphia* die Aufzeichnungen zwischen 2001 und 2013 in den Patientenakten von 65.000 US-amerikanischen Kindern untersucht. Der federführende Autor der Studie, Dr. L. Charles Bailey, stellte fest, dass 69 Prozent der Kinder, bevor sie zwei Jahre alt waren, bereits Antibiotika bekommen hatten, und zwar im Durchschnitt 2,3 Dosen Antibiotika pro Kind.[22]

In vielen Ländern ist es in der Landwirtschaft inzwischen gängige Praxis, dem Futter von Tieren, die für die Nahrungskette vorgesehen sind, antimikrobielle Präparate beizumischen. (Dazu gehören Antibiotika, Fungizide und Pestizide.) Die Landwirte setzen diese Mittel ein – in einem erschütternden Umfang –, um Infektionen vorzubeugen und damit die Tiere schneller wachsen. Eine vor Kurzem veröffentlichte Studie ging davon aus, dass 2010 in der landwirtschaftlichen Tierhaltung (bei konservativer Schätzung) weltweit 63.151 Tonnen Antibiotika verbraucht wurden.[23]

Ein im Dezember 2015 in Großbritannien veröffentlichter Bericht stellte fest, dass die weltweit in der Nahrungsmittelproduktion eingesetzte Menge an antimikrobiellen Präparaten mindestens so hoch ist wie beim Menschen. In manchen Ländern ist der Einsatz noch viel höher. In den USA werden beispielsweise über 70 Prozent der Antibiotika, die für den medizinischen Einsatz beim Menschen vorgesehen sind, in Wirklichkeit Tieren verabreicht.[24] Nach Aussage der *Soil Association,* der wichtigsten britischen Organisation für biologisch zertifizierte Produktion, nimmt der Einsatz von Antibiotika in den landwirtschaftlichen Betrieben Großbritanniens weiter zu. Allein in den zehn Jahren zwischen 2000 und 2010 war eine Zunahme um 18 Prozent zu verzeichnen. Inzwischen werden fast 45 Prozent aller Antibiotika in Großbritannien in der Landwirtschaft eingesetzt.[25]

Einer weiteren Studie zufolge, die unlängst in *Proceedings of the National Academy of Sciences* veröffentlicht wurde, geht man davon aus, dass die massive Zunahme der Massentierhaltung auf der ganzen Welt den Einsatz von antimikrobiellen Präparaten bis zum Jahr 2030 weltweit um 67 Prozent steigern wird. Dabei nimmt man an, dass sich die Menge der eingesetzten Mittel in Ländern wie Brasilien, Russland, Indien, China und Südafrika in den nächsten 15 Jahren verdoppeln wird.[23]

### *Welche Wirkung haben Antibiotika?*

Antibiotika sind Medikamente zur Behandlung bakterieller Infektionen. Sie wirken, indem sie Bakterien entweder direkt töten oder deren Wachstum hemmen; damit geben sie dem Immunsystem des Körpers Zeit, die Infektion zu bekämpfen.[26]

Manche Antibiotika zielen auf bestimmte schädliche Bakterien ab. Dabei handelt es sich um sogenannte „Schmalspektrum-Antibiotika“. Ein Beispiel für ein Schmalspektrum-Antibiotikum ist Penicillin G, das oft bei Syphilis, Meningitis, Lungenentzündung und Lungenabszessen sowie bei Sepsis (Blutvergiftung) von Kindern verordnet wird. Bei anderen Antibiotika handelt es sich um sogenannte „Breitspektrum-Antibiotika“, das heißt, dass sie nicht zwischen den Bakterienarten differenzieren – sie töten die guten wie die schlechten Bakterien, nützliche ebenso wie pathogene. Tetracyclin ist zum Beispiel ein solches Breitspektrum-Antibiotikum, es kann zur Behandlung von Lungenentzündung und anderen Atemwegsinfektionen, von Akne und Hautinfektionen, Genital- und Harnwegsinfektionen verschrieben werden.

### *Die Entdeckung und Entwicklung der Antibiotika*

Vor der Entdeckung von Antibiotika steckte die Medizin mit ihren herkömmlichen Behandlungsmethoden in einer Krise. Bakterielle Infektionen wie Tuberkulose, Cholera und die Pest töteten Millionen von Menschen auf der ganzen Welt. „Im 19. Jahrhundert“, sagt Dr. Blaser, „gab es Keuchhusten- und Scharlach-Epidemien, die dazu führten, dass sehr viele Kinder ihre Kindheit nicht überlebten. Die medizinische Wissenschaft kämpfte gegen diese schrecklichen Krankheitserreger. Im 20. Jahrhundert entwickelte sie glücklicherweise eine Reihe neuer Medikamente, die wir als Antibiotika bezeichnen, angefangen bei der Entdeckung des Penicillins durch Alexander Fleming.“

Das erste Antibiotikum, Penicillin, wurde 1928 in London von dem schottischen Biologen Alexander Fleming durch Zufall entdeckt.[27,28] Es heißt, dass Fleming bei seiner Rückkehr aus dem Urlaub eine seiner Petrischalen öffnete, die Kolonien von Staphylokokken enthielt (jene Bakterien, die Beulen, Halsentzündungen und Abszesse hervorrufen), und stellte etwas Außergewöhnliches fest. Der Großteil der Petrischale war mit Kolonien von Bakterien bedeckt, abgesehen von einem Bereich, in dem ein blaugrüner Schimmelpilz wuchs. Der kreisrunde Bereich um den Schimmel herum war frei und der Schimmel schien etwas abzusondern, was das bakterielle Wachstum stoppte. Fleming legte sodann eine reine Kultur des bakterienhemmenden Schimmelsaftes an, den Charles Thom später als *Penicillium notatum* identifizierte, eine Art von Schimmelpilz, die heute als *Penicillium chrysogenum* bezeichnet wird. Der Name Penicillium geht auf die Ähnlichkeit des Schimmelpilzes mit einem Pinsel zurück – *penicillus* heißt im Lateinischen Pinsel.

Flemings Schimmelsaft konnte ein breites Spektrum schädlicher Bakterien abtöten, darunter Streptokokken, Meningokokken und den Diphterie-Bazillus; er erwies sich jedoch als sehr instabil und es war schwierig, große Mengen herzustellen. Erst 1939 gelang es Howard Walter Florey und Ernst Boris Chain mit ihrem Team an der *Oxford University,* Penicillin in ein lebensrettendes Medikament umzuwandeln.

Flemings Entdeckung und deren anschließende Weiterentwicklung zu einem medizinisch einsetzbaren Medikament gehören zweifellos zu den größten Entdeckungen des 20. Jahrhunderts; sie retteten Millionen Leben. Den Forschern Fleming, Florey und Chain wurde dafür 1945 der Nobelpreis für Medizin verliehen.[29]

Eine Reihe von US-Pharmaunternehmen begann in den 1940er-Jahren, an der Herstellung von Penicillin im industriellen Maßstab zu arbeiten. Ihr Ziel war es, zu verhindern, dass im Krieg verwundete Soldaten an bakteriellen Infektionen starben. Dazu brauchten sie jedoch einen fruchtbaren Stamm, der sehr viel Schimmel produzieren konnte. Dieser Stamm wurde in einer einzigen angeschimmelten Cantaloupe-Melone auf einem Obstmarkt in Peoria, Illinois, gefunden.[28] Diese angeschimmelte Melone revolutionierte das Gesundheitswesen des 20. Jahrhunderts.

***Antibiotika heute***

Antibiotika sind zu einer Hauptstütze der modernen Medizin geworden, die jeden Tag Leben rettet. Sie unterstützen sehr viele medizinische Prozesse bei allen Arten von Behandlungen und Krankheiten: Sie werden in der allgemeinen Chirurgie und in der Transplantationschirurgie für sichere Eingriffe benötigt, außerdem bei der Chemotherapie und bei der Behandlung mancher gefährlicher bakterieller Infektionen, um nur weniges zu nennen. Prof. Stefan Elbe, Direktor des *Centre for Global Health Policy,* glaubt, dass wir in einem sehr privilegierten Zeitraum der Geschichte der Menschheit leben, weil wir in den letzten Jahrzehnten so problemlos Zugang zu Antibiotika hatten.

Dieses Privileg hat jedoch seinen Preis. Wir setzen zunehmend Antibiotika ein, und zwar in so großem Umfang, dass wir in vielen Industrienationen bereits von Missbrauch sprechen müssen. Dieser Missbrauch hat zu der wachsenden Gefahr einer Antibiotikaresistenz geführt – ein sehr brisantes Thema, das aktuell Gegenstand politischer und medizinischer Diskussionen ist.

Antibiotikaresistenz heißt, dass Antibiotika, die einst gegen bestimmte Bakterienstämme wirksam waren, dies nun nicht mehr sind, weil eine Reihe schwerer Krankheiten beziehungsweise gefährlicher Krankheitserreger gegenüber der Behandlung mit Antibiotika inzwischen resistent sind. Einem Artikel von Mike Turner zufolge, der im Mai 2014 im *Guardian* erschien[30] (und sich auf den im selben Jahr veröffentlichten Bericht der Weltgesundheitsorganisation WHO über die weltweite antimikrobielle Resistenz stützte)[31], könnten sechs Krankheiten, die in Industrieländern seit Langem als verschwunden gelten, „mit aller Macht zurückkehren". Diese sechs Krankheiten sind: Tuberkulose, Gonorrhoe, Infektionen durch Klebsiella, Typhus, Syphilis und Diphtherie. „Krankheiten, die in der Vergangenheit behandelbar waren, wie beispielsweise Tuberkulose, verlaufen heute bereits oft tödlich und andere bewegen sich in die gleiche Richtung", heißt es in dem Artikel. Und das wirklich Erschreckende ist, dass das Problem uns bereits erreicht hat: Das ist nicht Science Fiction, sondern die Realität heute."

## Bringen wir unser inneres Ökosystem aus dem Gleichgewicht?

In manchen Fällen sind Antibiotika von entscheidender Bedeutung und oft können sie Leben retten – wenn Sie zum Beispiel das Pech haben, sich eine schwere Infektion wie eine Sepsis (Blutvergiftung) zuzuziehen. Manchmal hingegen verschreibt ein Arzt Antibiotika, um Infektionen zu heilen, die *nicht* lebensbedrohlich sind – man vertraut einfach darauf, dass sie schnell die erwünschte Wirkung zeigen. Während die Antibiotika Ihre bakterielle Infektion dann vielleicht erfolgreich behandeln, verursachen sie an anderer Stelle in Ihrem Körper jedoch möglicherweise Probleme. Sie können zum Beispiel Ihr Darmmikrobiom aus dem Gleichgewicht bringen.

Sie haben das vielleicht schon selbst erlebt, wenn Sie nach einer Behandlung mit einem Antibiotikum Durchfall hatten. Manchmal braucht es eine gewisse Zeit, bis alles sich wieder „beruhigt" hat. Dr. Neena Modi meint dazu: „Nun, das ist unser Mikrobiom, das stöhnt und sagt: 'He, mir wird etwas angetan.'"

Die Frauen unter Ihnen haben vielleicht schon einmal einige Tage lang Antibiotika genommen und dann erlebt, dass sie eine Scheidenpilzinfektion – oder kurz Scheidenpilz – bekommen haben. Nach Informationen, die auf der Website des *National Health Service*, des staatlichen Gesundheitssystems in Großbritannien, zu finden sind, entwickelt ein Drittel aller Frauen, die Antibiotika nehmen, einen Scheidenpilz.[32] Die Behandlung mit Antibiotika könnte ihr vaginales Mikrobiom aus dem Gleichgewicht gebracht haben.

Breitspektrum-Antibiotika töten viele Arten von Bakterien im ganzen Körper, darunter auch einige nützliche Bakterienarten in der Vagina. Es sind die Bakterien, die gebraucht werden, um die Hefepilzpopulation in der Vagina im Gleichgewicht zu halten. Fehlen diese Bakterien, vervielfacht sich der Hefepilz, sodass es zu einer übermäßigen Vermehrung (in der Regel der Gattung *Candida*) kommt und eine Scheidenpilzinfektion vorliegt. Eine solche Hefepilzinfektion dürfte mit rezeptfreien Medikamenten einfach zu behandeln sein. Darüber hinaus gibt es auch Vorschläge zu alternativen, natürlichen Behandlungen, wie etwa: probiotischen Joghurt zu essen (der voller nützlicher Bakterien ist), um das natürliche Gleichgewicht wiederherzustellen.

Um die Bedeutung der mikrobiellen Vielfalt in unserem (erwachsenen) Körper zu erklären, ist eine Analogie hilfreich. Dr. Rodney Dietert greift auf die Analogie des Waldes als eines vielfältigen Lebensraums zurück: „Wenn man die Hälfte der Baumarten in einem Wald, der sehr artenreich ist, entfernt, bleibt der Wald für die restlichen Bäume, die noch da sind, nicht der gleiche. Es gibt zusätzlichen Platz. Die Dynamik der Interaktionen ändert sich komplett. Die Insekten, die Tiere verändern sich möglicherweise, weil sich ihr Habitat verändert, und der ganze Wald riecht ganz anders. In manchen Fällen entwickelt er einen ganz unvorsehbaren Geruch."

Es genügt, nur *eine* Art zu entfernen, um die Interaktionen zwischen allen restlichen Arten in einem Ökosystem zu beeinflussen. Das Habitat verändert sich; manche Arten beginnen abzusterben; andere Arten übernehmen den frei werdenden zusätzlichen Raum, was zu einem übermäßigen Wachstum führt. Das gesamte Ökosystem gerät aus dem Gleichgewicht.

Um bei dem Beispiel eines artenreichen Mischwaldes zu bleiben: Entfernt man die Eichen mit ihrer Blätterkrone aus einem dichten Wald, kann mehr Sonnenlicht auf den Boden des Waldes treffen. Die Pflanzen, die einen kühlen, schattigen Standort lieben, sterben aus und an ihrer Stelle breiten sich Pflanzen aus, die Sonnenlicht lieben.

Die Insekten, die sich zuvor von den Pflanzen auf dem schattigen Boden des Waldes ernährten, fliegen davon, um andernorts Nahrung zu suchen – und die Tiere des Waldes, die sich von diesen Insekten ernähren, folgen wenig später. Andere Insekten tauchen auf, gefolgt von Tieren, die sich von dieser Art von Insekten ernähren. Vielleicht gibt es eine dominierende Insektenart, der diese neuen Bedingungen wirklich gefallen. Diese Insektenart vermehrt sich dann mit phänomenaler Geschwindigkeit und plötzlich sind ganze Schwärme von dieser Insektenart da – zu viele, als dass die Sonnenlicht liebenden Pflanzen das überstehen könnten. Diese Pflanzen sterben und das ganze Ökosystem beginnt sich erneut zu verändern. Und das alles, weil wir nur eine einzige Baumart entfernt haben.

Bei diesem Beispiel könnte die Eiche mit ihrer Blätterkrone das sein, was Martin Blaser als eine „Schlüsselart" bezeichnet. Es gibt nur wenige Arten, die so bezeichnet werden; sie haben aber eine starke Auswirkung auf alle anderen Organismen im Ökosystem. Nach der Theorie von Dr. Blaser beherbergt auch unser Körper möglicherweise eine Reihe von Schlüsselarten. Wird die Population einer dieser Schlüsselarten gestört, zum Beispiel durch die Einnahme von Antibiotika, könnte dies Konsequenzen für die Gesundheit des ganzen menschlichen Organismus haben.

Dies findet vielleicht gerade jetzt in Ihrem Körper statt. Jede Maßnahme, die Sie ergreifen, könnte Ihr inneres mikrobielles Ökosystem stören. Wird das fragile Gleichgewicht gestört, könnte dies potenziell zur Folge haben, dass das gesamte Ökosystem für einen großflächigen Angriff anfälliger ist, erklärt Dr. Blaser. „Wenn von unseren Mikroben eine nach der anderen ausstirbt, werden wir anfälliger für Krankheiten wie Fettleibigkeit, Diabetes oder Asthma. Das bedeutet kürzeres Leben. Es bedeutet ein Leben mit größerer Anfälligkeit für die großen Pandemien. Und das sind die Erkrankungen, die am häufigsten tödlich enden. Es gibt also viele Risiken da draußen." Auf die Implikationen dieser Idee werden wir in Kapitel 8 noch intensiver eingehen.

Vor uns liegt womöglich eine sehr beängstigende Krise der allgemeinen Gesundheit. Es gibt jedoch noch Hoffnung. Das Problem zu erkennen ist der erste Schritt zur Lösung. Wie Dr. Blaser in seinem Interview mit uns sagte: „Wir haben die notwendigen Instrumente, und wenn wir den Weg wüssten, könnten wir das Problem lösen."

Die gute Nachricht ist, dass wir den Weg tatsächlich bereits kennen, von dem Dr. Blaser spricht. Dieser Weg beginnt damit, das Bewusstsein, die Sensibilität für die mikroskopisch kleinen Vorgänge zu schaffen und zu erhöhen, die ganz am Anfang des Lebens stattfinden.

*Alles beginnt mit der Geburt.*

**Zusammenfassung der wesentlichen Punkte dieses Kapitels:**

1. Die ersten Lebensformen auf der Erde waren Mikroben, die den ganzen Planeten erfolgreich besiedelten. Alle anderen Lebens formen, die sich seither entwickelten, haben sich mit Mikroben entwickelt, auch der Mensch.
2. Der Mensch ist ein Superorganismus – unser Körper besteht aus Billionen menschlicher Zellen und Billionen Mikroben.
3. Die Mikroben, die auf und in unserem Körper leben und bei uns zu Hause sind (Bakterien, Viren, Archaeen, Pilze und ähnliche), werden zusammen als das menschliche Mikrobiom bezeichnet.
4. Bakterien leben auf unserer Haut und in uns – in unseren Ohren, Nasen, Mündern, Lungen und in unserem Darm; letzteres ist wegen der Verbindung zum Gehirn besonders wichtig. Und bei Frauen leben sie auch in der Vagina.
5. Die Anwesenheit von Bakterien hilft unserem Körper, richtig zu funktionieren, und hilft uns, ihn vor Krankheiten zu schützen.

6. Die Vielfalt der mikrobiellen Arten in unserem Körper ist durch bestimmte Facetten des Lebens in den Industrieländern reduziert worden – unter anderem durch die Ernährung, den Lebensstil, den Einsatz von Antibiotika und antibakteriellen Produkten und durch die zunehmende Anzahl der Kaiserschnittgeburten, die Schätzungen zufolge um fast ein Drittel zugenommen haben.
7. Laut Dr. Martin Blaser, Autor des Buches Antibiotika-Overkill, könnte dieser Verlust an mikrobieller Vielfalt die Zunahme vieler allgemeiner nicht-infektiöser Krankheiten „anheizen", darunter Allergien, Asthma, Diabetes, Autoimmunkrankheiten, Fettleibigkeit, psychische Erkrankungen und sogar manche Krebsarten.

Video „Das Mikrobiom – was ist das?":
*vimeo.com/151882942*

# 2
# Was haben die Bakterien mit der Geburt zu tun?

## Warum wir unseren Fokus auf die Geburt richten

Ohne Geburt gibt es kein Leben. Die Geburt ist der Moment, in dem man zur Welt kommt, der Moment, in dem man seinen ersten Atemzug tut, der Moment, in dem man seine Eltern kennenlernt und sie das Baby kennenlernen. Ein Moment, den es nur einmal im Leben gibt.

Für Hannah Dahlen, Professorin für Geburtshilfe an der *Western Sydney University,* geht es bei der Geburt um viel mehr als einfach nur um die sichere Entbindung eines Menschen. „Die Geburt ist ein neuro-hormonelles, mechanisches, immunologisches, mikrobiologisches, soziales, psychisches, emotionales, kulturelles und spirituelles Ereignis."

Neena Modi, Professorin für Neonatale Medizin, sagt: „Der Augenblick der Geburt geht mit tiefgreifenden Erfahrungen auf allen Ebenen einher – auf der zellulären Ebene, auf der Ebene des Stoffwechsels, der Ebene der Schmerzreaktionen, Stressreaktionen ... Die Geburt ist in der Tat ein sehr tiefgreifender Augenblick."

Was den meisten Menschen nicht bewusst ist: dass bei der Geburt in Wirklichkeit zwei Ereignisse stattfinden:

1. Zunächst gibt es das unglaubliche Ereignis der Geburt selbst, die Ankunft eines neuen Menschen in der Welt. Als Eltern erinnern wir uns an jede einzelne Sekunde der Geburt unserer Tochter. Und andere Eltern, mit denen wir sprechen, scheinen sich auch sehr detailliert an die Geburt ihrer Kinder zu erinnern. Unsere eigenen

Eltern erzählen uns, dass sie sich auch an alles bei unserer Geburt und bei der unserer Geschwister erinnern. (Toni Harman ist eines von fünf Kindern, Alex Wakeford eines von vier.) Bei vielen Eltern, wenn nicht gar bei allen, scheinen die Erinnerungen an die Geburt eines Kindes ein Leben lang erhalten zu bleiben.

2. Und was geschieht sonst noch bei der Geburt? Was ist das zweite Ereignis? Es ist etwas, dessen wir uns nicht bewusst waren, als unsere Tochter geboren wurde. Und heute, nachdem wir es kennen und auch wissen, wie entscheidend es ist, wünschten wir uns, wir hätten damals eine Ahnung gehabt, da dieses Wissen uns geholfen hätte, fundierte Entscheidungen zu treffen. Dieses zweite Ereignis findet auf der mikroskopischen Ebene statt und ist für das bloße Auge unsichtbar. Dennoch könnte es lebenslang eine erhebliche Rolle für die Gesundheit des Kindes spielen. Es könnte in der Tat maßgebend für die Gesundheit unserer Tochter in den nächsten 80 oder mehr Jahren gewesen sein – es könnte das Risiko erhöht haben, zeit ihres Lebens schwere Krankheiten zu entwickeln. Zum Zeitpunkt ihrer Geburt hatten wir jedoch absolut keine Ahnung davon.

Um was geht es? Das zweite wichtige Ereignis, das mit der Geburt einhergeht und ein Leben lang Konsequenzen für die Gesundheit des Kindes haben könnte, ist die Besiedelung des Babys mit dem Darmmikrobiom.

Andere Faktoren wie die Genetik, die Gesundheit und Ernährungsweise der Mutter sowie die Form der Ernährung des Säuglings können auch eine Rolle bei der Entwicklung des Darmmikrobioms spielen. Die neuesten Forschungsergebnisse weisen jedoch darauf hin, dass die Art der Geburt die *entscheidende* Rolle spielen könnte. Die Art und Weise, wie wir auf die Welt kommen, hat möglicherweise erheblichen Einfluss auf die Zusammensetzung und Vielfalt unseres Darmmikrobioms. Und besonders wichtig ist, dass sie wesentlichen Einfluss auf die anschließende Entwicklung unseres Immun- und Stoffwechselsystems haben könnte, vom Säuglingsalter bis zum Lebensende.

*Mit anderen Worten: Was im Moment der Geburt geschieht, hat lebenslange Folgen.*

Ein wichtiger Punkt, der festzuhalten ist, bevor wir auf die Einzelheiten der Besiedelung des Babys mit dem Mikrobiom eingehen (die bei der *natürlichen* Geburt im Geburtskanal stattfindet), ist der, dass wir uns als Erwachsene ein *vielfältiges* Mikrobiom wünschen, das uns vor Krankheiten schützt. Am Anfang des Lebens wünschen wir uns allerdings *weniger* Bakterienarten für eine bestmögliche Entwicklung des Immun- und Stoffwechselsystems des Säuglings. Die Natur hat es bei uns so eingerichtet, dass bestimmte Bakterienarten bei der Geburt als erste in unser Darmmikrobiom gelangen sollen. Es sind die, die den „Besiedelungsstamm" des Darms aufbauen sollen. Aber bevor wir der weiteren Entwicklung zu sehr vorgreifen, wollen wir noch einmal einen Schritt zurückgehen und uns ansehen, wie sich das Mikrobiom der Mutter auf die Geburt vorbereitet.

## Was geschieht während der Schwangerschaft auf der mikroskopischen Ebene?

Im Mutterleib entwickeln Babys sich in einer nahezu sterilen Umwelt. Sie ist nicht vollständig steril; jüngste Forschungen weisen darauf hin, dass Babys möglicherweise bereits vor der Geburt in gewissem Umfang Bakterien ausgesetzt sind. Forscher haben festgestellt, dass kleine Bakterienkolonien möglicherweise bereits in der Gebärmutter, in der Plazenta, im Fruchtwasser und vielleicht sogar in dem sich entwickelnden Darm des Fötus vorhanden sind.[33] Jüngst entdeckten Wissenschaftler, dass bei bis zu einem Drittel der schwangeren Frauen Bakterien in ihrer Plazenta nachzuweisen waren.[34, 35]

Die Forschung geht von einer möglichen Verbindung zwischen dem Vorkommen von Bakterien in der Plazenta und einer Infektion der Mutter zu einem früheren Zeitpunkt der Schwangerschaft aus, etwa einer Harnwegsinfektion in den ersten drei Monaten der Schwangerschaft. Es gibt auch einen Zusammenhang zwischen dem Vorkommen von Bakterien in der Plazenta und einer Frühgeburt.[36]

Darüber hinaus deutet die Forschung darauf hin, dass – wenn Bakterien in der Plazenta vorhanden sind – das mikrobielle Profil des plazentaren Mikrobioms dem mikrobiellen Profil eines oralen Mikrobioms (also im Mund) ähnelt. Mit anderen Worten, es könnte eine Verbindung zwischen der Bakterienkolonie im Mund der Mutter und der Bakterienkolonie geben, die in der Plazenta der Mutter zu finden ist. Aber wie könnten Bakterien aus dem Mund der Mutter in die Plazenta gelangen?[35]

Wie in einem Artikel des Magazins *Time* beschrieben, der im Dezember 2015 veröffentlicht wurde, nehmen Wissenschaftler an, dass bei manchen schwangeren Frauen Bakterien vom Mund der Mutter über die Blutbahn in die Plazenta gelangen. Und es könnte auch sein, dass bestimmte Mikroben bei manchen schwangeren Frauen aus der Vagina in die Gebärmutter gelangen. Nach weiteren Forschungen, die hierzu unternommen werden, werden wir hoffentlich bald definitive Antworten haben. Wenn es eine Verbindung zwischen dem plazentaren Mikrobiom und einer Frühgeburt gibt, könnte das Wissen, warum die Bakterien vorhanden sind und wie sie in die Plazenta gelangt sind, Wege aufzeigen, wie man in Zukunft Frühgeburten vorbeugen oder die Anzahl der Frühgeburten reduzieren kann.[33]

Zusammenfassend bleibt also festzuhalten, dass der neuesten Forschung zufolge der Fötus zumindest bei manchen Schwangerschaften bereits vor der Geburt kleinen Mikrobenkolonien ausgesetzt sein könnte. Dies könnte bedeuten, dass bereits vor der Geburt eine Besiedelung des Fötus mit dem Mikrobiom oder Darmmikrobiom stattfindet. Angesichts dessen könnten die Ernährungsweise, der Lebensstil und vielleicht sogar die Zahnhygiene der Mutter in der Schwangerschaft Einfluss auf das Darmmikrobiom des Babys haben, noch bevor es geboren wird.

Ungeachtet dessen, inwieweit bereits eine pränatale Exposition stattfindet, erfolgt die eigentliche „Besiedelung" des Körpers mit dem Mikrobiom oder Darmmikrobiom, wie von Prof. Rodney Dietert beschrieben, in dem engen Zeitfenster um die Geburt herum. Diese Besiedelung ist mit der Ansiedlung erheblicher Mengen von Bakterien verbunden, die das Darmmikrobiom des Babys aufbauen sollen.

In den Monaten vor der Geburt *verändert* sich das Mikrobiom der schwangeren Frau, und bereitet sich darauf vor, beim Geburtsprozess die Mikroben von der Mutter auf das Kind zu übertragen. Die größten Veränderungen finden im vaginalen und intestinalen Mikrobiom der Mutter statt, da sie bei der „mikrobiellen Übertragung auf das Neugeborene bei der vaginalen Geburt" eine wichtige Rolle spielen. (Zitat aus dem 2015 veröffentlichten Artikel von Dr. Dominguez Bello: „The infant microbiome development: Mom matters" (Die Entwicklung des Mikrobioms beim Säugling: Die Mutter spielt eine Rolle)[37]

In ihrem Interview mit uns beschreibt Dr. Dominguez Bello genauer, wie sich die mikrobielle Population einer Frau in der fortschreitenden Schwangerschaft verändert: „Ihre Mikroben beginnen sich zu verändern; die mikrobiellen Gemeinschaften in ihrem Darm verändern sich; und die Bakterien in der Vagina verändern sich ebenfalls. Wir wissen, dass sich in der Vagina insbesondere vor dem dritten Trimenon (siebter bis neunter Monat) die Menge an Laktobazillen und Bifidobakterien deutlich erhöht, also der Bakterien, die das Baby besiedeln werden."

Laktobazillen werden vielfach als „freundliche Bakterien" bezeichnet. Sie sind in Joghurt und anderen fermentierten Lebensmitteln sowie in der Mundhöhle, im Magen-Darm-Trakt und in der Vagina zu finden.

Eine kleine Lektion in Biologie ist an dieser Stelle vielleicht hilfreich: Laktobazillen gehören zur Gruppe der Milchsäurebakterien, die Laktose und andere Zuckerarten in Milchsäure umwandeln, die zur Bereitstellung von Energie beiträgt. Laktose ist das Hauptkohlenhydrat in der Muttermilch, sodass diese eine starke Verbindung zu

Laktobazillen aufweist. In der Muttermilch spalten Laktobazillen die Laktose in der Milch auf, um Energie für das Baby bereitzustellen. Dies könnte der Grund dafür sein, dass das vaginale Mikrobiom sich in der späten Schwangerschaft so verändert, dass es mehr Laktobazillen aufweist. Es ist eine perfekte evolutionäre Anpassung als Vorbereitung auf die Geburt und das anschließende Stillen. Aber das vaginale Mikrobiom verändert sich bei der werdenden Mutter nicht nur dahingehend, dass der Anteil der Laktobazillen höher ist; auch die Vielfalt der mikrobiellen Arten nimmt ab, sodass weniger andere Bakterienarten vorhanden sind. Das heißt, die Laktobazillen *(L. vaginalis, L. crispatus, L. jensenii und L. gasseri)* nehmen in der Vagina der Mutter zu. Und zwar so sehr, dass sie andere Bakterienarten verdrängen und die Bakterienvielfalt insgesamt einschränken. Diese Vermehrung der Laktobazillen ist wichtig, weil sie den pH-Wert (den relativen Säure- und Basengehalt) in der Vagina der Mutter verändern.

Dass in der späten Schwangerschaft so viele Laktobazillen in der Vagina vorhanden sind, hilft – wie Dr. Dominguez Bello in ihrem Beitrag „Mom matters“ anmerkt – einen niedrigen pH-Wert (also einen niedrigen Basen- und einen hohen Säuregehalt) aufrechtzuerhalten. „Dadurch wird die Bakterienvielfalt eingeschränkt und es wird verhindert, dass Bakterien in die Gebärmutter gelangen, wo sie das Fruchtwasser, die Plazenta und den Fötus infizieren könnten.“[37]

Ein höherer Säuregehalt hilft zu verhindern, dass sich Infektionen ausbreiten, die auf das Fruchtwasser, die Plazenta und das Baby übergreifen. Da bei der Geburt Laktobazillen für das „Besiedeln“ im Spiel sind und beim Stillen Laktobazillen für das „Ernähren“ im Spiel sind, sieht es so aus, als seien Laktobazillen für beide Pole des Prozesses des „Besiedelns und Ernährens“ von entscheidender Bedeutung. Mehr dazu erfahren Sie im nächsten Kapitel. Im Moment genügt es festzuhalten, dass Laktobazillen zu den Bakterienarten gehören, deren Namen man sich merken sollte, wenn es um die Geburt und das Stillen geht.

Der Stoffwechsel der Mutter verändert sich während der Schwangerschaft. Mit dem zunehmend wachsenden Fötus braucht sie mehr Energie. Nach den neuesten wissenschaftlichen Erkenntnissen könnte es sein, dass die Mikroben der werdenden Mutter helfen, aus der Nahrung, die sie zu sich nimmt, mehr Energie und Nährstoffe zu gewinnen. „Im Darm der Mutter verfügen die bakteriellen Komponenten über eine Struktur, die die Energiegewinnung aus der Nahrung verbessert“, sagt Dr. Dominguez Bello. „Die Mütter haben fast ein Stoffwechselsyndrom, weil sie unbedingt Energie gewinnen müssen. Das Baby ist eine solche Belastung für die Energie der Mutter, dass die Bakterien ihr helfen, ihren Körper auf diesen Zustand vorzubereiten.“[37]

Bei der natürlichen Geburt kommt das Baby wahrscheinlich mit Spuren von Stuhl der Mutter in Kontakt. Diese enthalten viele der Darmmikroben der Mutter, darunter potenziell auch eine weitere wichtige „nützliche“ Bakterienart, Bifidobakterien, die ebenfalls zur Gruppe der Milchsäurebakterien gehören.[38] Auf dieses Thema werden wir später in diesem Kapitel noch einmal zurückkommen. Im Moment mag es genügen festzuhalten, dass dieser Kontakt mit Stuhl der Mutter beim Geburtsprozess wahrscheinlich etwas wirklich Gutes ist. Nehmen wir die Freisetzung von Energie: Was könnte dran sein an der Idee, dass wir Menschen uns dahin entwickelt haben, dass Neugeborene davon profitieren, dass sie direkt Zugang zu diesen leistungsstarken, Energie liefernden Mikroben haben, die im Stuhl der Mutter zu finden sind? Was wäre, wenn dies alles zum ausgeklügelten Plan der Natur gehörte, dass der Kontakt mit Stuhl der Mutter dem Baby zu einem Energieschub für die entscheidenden ersten Stunden seines Lebens verhilft?

Nach der monatelangen Abgeschiedenheit im Mutterleib kann man sich gut vorstellen, dass diese ersten Stunden nach der Geburt für das Neugeborene wirklich energieraubend sind. Das Baby muss sich manchmal auf dem Bauch und der Brust der Mutter drehen und winden, um die Brustwarze zu finden, dann schnell lernen, sich daran anzudocken, zu saugen und zu schlucken. Darüber hinaus sind da all die neuen Erfahrungen, denen es begegnet und denen es sich anpassen muss, mit einer Fülle von neuen Sinneseindrücken – Riechen, Sehen, Hören, Schmecken und Fühlen. Diese leistungsstarken, Energie liefernden Mikroben kämen im Grunde genau zum richtigen Zeitpunkt, insbesondere wenn das Neugeborene nach der Geburt für einige Stunden wach ist.

Wie Dr. Dominguez Bello in ihrem Artikel „Mom matters" schreibt, gibt es nach wie vor viele Fragen, die zu beantworten sind, etwa warum und wie sich das Mikrobiom der Mutter während der Schwangerschaft verändert. „Die Veränderungen, die während der Schwangerschaft bei der Gesamtheit der Mikroorganismen (Mikrobiota) in der Vagina und im Stuhl stattfinden, sind wahrscheinlich Teil einer adaptiven Antwort, um die Gesundheit des Fötus zu schützen und zu fördern und dem Neugeborenen bei der Geburt eine bestimmte mikrobielle Impfung zukommen zu lassen, bevor es anderen Umweltmikroben ausgesetzt wird."[37]

Es könnte sein, dass alle diese mikroskopischen Veränderungen im Körper der werdenden Mutter gezielt geschehen, dass sie das Ergebnis vieler evolutionärer Anpassungen sind, die sich in Jahrtausenden vollzogen haben. Es könnte sein, dass diese Veränderungen zu einem bestimmten Zeitpunkt und in einer bestimmten Form stattfinden sollen, um den Körper der Mutter perfekt darauf vorzubereiten, die richtigen Arten von Mikroben zum richtigen Zeitpunkt auf ihr Baby zu übertragen. Durch die mikrobiellen Veränderungen entsteht ein bestimmter „Cocktail" aus genau der richtigen Mischung von Mikroben, die darauf warten, dass der richtige Moment kommt, in dem dieser Cocktail auf das Baby übertragen wird.

In Anbetracht dessen sollten die bakteriellen Populationen im Körper der Mutter im Idealfall natürlich im bestmöglichen Zustand sein. Vielleicht sollte daher während der Schwangerschaft ein besonderes Augenmerk auf die Ernährung und den Lebensstil der werdenden Mutter gelegt werden, um das Darmmikrobiom und das vaginale

Mikrobiom bestmöglich auf die Geburt vorzubereiten. Ebenso sollte vielleicht auch der Frage besondere Beachtung geschenkt werden, ob während der Schwangerschaft Antibiotika verabreicht werden sollen, zumal sie erheblichen Einfluss auf das Darmmikrobiom der Mutter – und damit auf die Besiedelung des Babys im Geburtskanal – haben könnten.

## Wie erfolgt die Besiedelung des Babys mit dem Mikrobiom genau?

Bevor wir diese Frage beantworten, müssen wir zuerst die Physiologie der natürlichen Geburt erklären. Was genau den Vorgang der Geburt nach einer ausgetragenen Schwangerschaft auslöst, versteht die Wissenschaft immer noch nicht ganz. Man geht jedoch davon aus, dass dies mit der Reife des Fötus im Mutterleib und der Interaktion der Hormone sowie mit den physischen Veränderungen zwischen Mutter und Kind zusammenhängt.

Ab Mitte der Schwangerschaft können bei einer werdenden Mutter leichte Kontraktionen auftreten, die als Braxton-Hicks-Kontraktionen bezeichnet werden. Es sind selten, unregelmäßig und unvorhersehbar auftretende Kontraktionen, die weniger als eine Minute dauern. Sie hören oft auf, wenn die Frau ihre Aktivität oder Position ändert, sich zum Beispiel ruhig hinsetzt, statt zu gehen. Braxton-Hicks-Kontraktionen in Verbindung damit, dass der Muttermund kürzer und dehnbarer wird, und Veränderungen in den Hormonspiegeln können zusammen den Muttermund reifen lassen, sodass er für die Entbindung bereit ist.

Gegen Ende der Schwangerschaft, etwa zwischen der 38. und 42. Woche, kann es bei der werdenden Mutter zu etwas stärkeren Kontraktionen kommen, die von Hebammen als „Vorwehen“ bezeichnet werden. Das Zusammenziehen im Unterleib oder Bauch kann mit leichten Unterleibsschmerzen, vergleichbar den Regelschmerzen, und gewissen Schmerzen im unteren Rücken einhergehen. Die Vorwehen in der späten Schwangerschaft können rhythmisch auftreten, vielleicht alle 10 oder 20 Minuten. Bei manchen Frauen löst sich um diese Zeit herum der Schleimpfropf vom Gebärmutterhals, der dazu beigetragen hat, während der Schwangerschaft ein nahezu steriles Umfeld aufrechtzuerhalten; dieser Vorgang wird als „Abgang" bezeichnet.

Ab einem gewissen Punkt können die Kontraktionen intensiver werden – sie dauern länger und werden stärker, häufiger und schmerzhafter. Dies ist der Übergangspunkt, an dem die Vorwehen in „vorzeitige Wehen" übergehen. Sobald die Kontraktionen in 10 Minuten drei oder vier Mal auftreten und stark und regelmäßig sind, hat die Frau „echte Wehen" – und damit beginnt das Baby seine große Reise aus dem Mutterleib in die Welt.

Bei all diesen Wehen schüttet die Mutter verschiedene natürliche Hormone aus. Eines dieser Hormone ist Oxytocin, das sogenannte Liebeshormon, das stärkere Kontraktionen stimuliert, die das Baby zwingen, sich nach unten zum Muttermund hin vorzuarbeiten, der weicher wird und sich weitet, sodass er sich bis zu einem Durchmesser von etwa 10 Zentimetern öffnet. Sobald der Muttermund die volle Ausdehnung erreicht hat, wird das Baby hindurch und in den Geburtskanal geschoben, wo es die letzte Etappe seiner Reise zur Öffnung der Vagina unternimmt. Dies ist die schmerzhafteste und intensivste Phase der echten Wehen.

Irgendwann während der Wehen geht in der Regel das Fruchtwasser ab. Dies geschieht, wenn die Fruchtblase platzt – der flüssige Unterschlupf, der das Baby im Mutterleib schützt. Sehr selten geht das Fruchtwasser auch schon ab, bevor die eigentliche Entbindung beginnt – das kann sich mit einem leichten Tröpfeln bemerkbar machen oder auch dadurch, dass sich plötzlich ein ganzer Schwall Flüssigkeit zwischen den Beinen ergießt. (In Filmen scheint die Fruchtblase immer zu einem ungünstigen Zeitpunkt zu platzen – in einem Supermarkt oder bei einer öffentlichen Veranstaltung. In Wirklichkeit kann dies jedoch jederzeit geschehen, selbst wenn die

Mutter sich in einem absoluten Ruhezustand befindet, etwa während des Schlafens oder auch bei etwas ganz Unspektakulärem wie beim Abwasch.)

Meistens geht das Fruchtwasser aber in der ersten Phase der Geburtswehen ab, wenn die Kontraktionen intensiver werden und sich der Druck auf die Fruchtblase so erhöht, dass sie platzt, oder in der zweiten Phase, der Austreibungsphase, wenn das Kind in den Geburtskanal rutscht. In seltenen Fällen kann ein Baby auch mit intakter Fruchtblase zur Welt kommen, das heißt, es wird mit einer „Glückshaube" geboren.

Der Moment, in dem das Fruchtwasser abgeht, ist der entscheidende Moment für die Besiedelung des Babys mit dem Mikrobiom. Sobald die Membranen der Fruchtblase zerreißen, ist das Baby plötzlich einem Strom von Bakterien ausgesetzt. Im Geburtskanal wird es, ohne den Schutz der Fruchtblase, in die vaginalen Mikroben der Mutter gehüllt, die die Haut des Neugeborenen wie ein Schwamm aufsaugt. Die Mikroben dringen in Augen, Ohren und Nase ein und finden ihren Weg auch in den Mund den Babys. „Das Baby ist mit Bakterien bedeckt", sagt Dr. Martin Blaser. „Es wird darin eingehüllt, es schluckt die Bakterien. Das ist die erste Bekanntschaft, die das Baby mit der Welt der Bakterien macht, mit der Welt, in der wir alle leben. Das ist das grundlegende Mikrobiom für das Baby."

Einige der Mikroben, die in den Mund des Babys gelangen, bleiben dort und besiedeln ihn, insbesondere mit Laktobazillen. Diese Bakterien erweisen sich später als von entscheidender Bedeutung, wenn das Stillen beginnt (siehe S. 73). Aber nicht alle vaginalen Mikroben bleiben im Mund, es schluckt auch einige, sodass die vaginalen Mikroben der Mutter durch den Magen-Darm-Trakt in den Darm des Säuglings gelangen. Sie bilden hier die Grundlage für das eigene Darmmikrobiom des Babys.

Die ersten Mikroben, die bei der Geburt im Darm des Säuglings ankommen, stammen wahrscheinlich vom vaginalen Mikrobiom der Mutter. Dazu gehört ein hoher Anteil von Laktobazillen, die – wie bereits beschrieben – helfen, aus der Laktose in der Muttermilch Energie zu gewinnen. Da sie zu den ersten Arten im Darm gehören, warten die Laktobazillen dann nur darauf, dass die Muttermilch ankommt. Aber nicht nur das. Laktobazillen verfügen Dr. Martin Blaser zufolge auch noch über eine andere „Spezialwaffe“: „Diese Arten sind auch mit ihren eigenen Antibiotika ausgerüstet, die verhindern, dass konkurrierende und möglicherweise gefährlichere Bakterien sich im Darm des Neugeborenen ansiedeln.“[39]

Das heißt also, nochmals im Klartext, dass Laktobazillen über eine eigene Art von Antibiotika verfügen, die verhindern, dass andere potenziell schädliche Bakterien im selben Raum Fuß fassen.

Und es gibt noch eine letzte erstaunliche Sache im Zusammenhang mit dem Eintreffen der ersten Bakterien im Darm des Babys: Sie helfen, das Immunsystem zu stärken. Dies verdeutlicht das brillante Konzept des gesamten Vorgangs:

- Erstens legen die Mikroben den Grundstein für das Darmmikrobiom des Babys.
- Zweitens verdauen sie Laktose, um Energie zu erzeugen.
- Drittens spielen sie eine aktive Rolle, indem sie verhindern, dass gefährliche Krankheitserreger im Darm des Babys Fuß fassen.
- Und schließlich helfen sie, die Stärkung des Immunsystems in Gang zu setzen.

Kommen wir nun noch einmal auf die Reise des Babys durch den Geburtskanal zurück. Hannah Dahlen, Professorin für Geburtshilfe an der *Western Sydney University*, beschreibt es treffend: „Im Geburtskanal nutzt das Baby die Gebärmutterkuppe sozusagen als Sprungbrett. Dieses ist ständig in Bewegung und unterstützt das Vorwärtskommen. Es dreht das Köpfchen in einer Reihe von Bewegungen auf dem Weg durch das Becken, um den größten Durchmesser zu finden; dabei dreht es sich um fast 180 Grad. Wenn das Baby nach unten kommt, wird es gepresst. Durch den Druck wird eine gewaltige Kaskade von Hormonen freigesetzt und der Druck hilft dem Baby, seine Lungen zu leeren, sodass es bereit ist, geboren zu werden.

Sobald das Baby den knöchernen Beckenboden überwunden hat, ist es Zeit für den tatsächlichen Augenblick der Geburt. Das Baby kommt unter dem Schambein der Mutter zum Vorschein, wobei der Oberkopf als Erstes von außen zu sehen ist. Mit weiteren Kontraktionen und einem Pressreflex kommt bei einer natürlichen Geburt zuerst der Kopf des Babys, dann windet sich die erste Schulter heraus. Sobald die zweite Schulter sich frei gewunden hat, kommt der Rest des Babys heraus und damit ist es geboren.

Wie lange das Baby den vaginalen Mikroben seiner Mutter ausgesetzt ist, hängt davon ab, wann die Fruchtblase genau platzt (– das ist ja der Moment, in dem die Besiedelung des Körpers mit dem Mikrobiom beginnt) und wie lange das Baby ab diesem Moment im Geburtskanal verharrt. Der Geburtskanal wird allgemein als der Kanal vom Muttermund bis zum Damm definiert. Bei manchen relativ schnellen Geburten, wenn das Fruchtwasser vor oder während der zweiten Pressphase abgeht, ist es möglicherweise nur eine Frage von Minuten, dass das Kind den vaginalen Mikroben im Geburtskanal ausgesetzt ist. Bei langsameren Geburten, insbesondere bei einer längeren zweiten Pressphase, kann die Exposition Stunden dauern.

Sobald das Baby auf der Welt ist, erhält es noch mehr Mikroben: aus der Luft und von allem und jedem, das oder der das Baby berührt, wenn es angefasst und gewickelt wird, wenn es geküsst wird und durch den Kontakt mit der Brust der Mutter.

Ist die Fruchtblase bei den Wehen geplatzt, hat der Schwall von Flüssigkeit wahrscheinlich auch Scheidenflüssigkeit voller Mikroben überall verteilt und vielleicht sogar die Oberschenkel und den Unterleib der Mutter bedeckt. „Landet" das Baby dann bei der Geburt auf den Oberschenkeln oder dem Unterleib der Mutter, dringen Laktobazillen und anderen vaginale Mikroben in die Haut des Babys ein und helfen, die Haut des Babys mit dem Mikrobiom zu besiedeln.

Sehr wahrscheinlich wird das Baby bei der Geburt auch Spuren von Stuhl der Mutter ausgesetzt. Selbst wenn die Mutter bei der Geburt keinen Stuhlgang hat (der aber ein ganz normales Ereignis wäre), könnte es auf seinem Weg aus der Scheide mit seinem Gesicht am After der Mutter entlanggestreift sein. Die Stuhlspuren enthalten Mikroben aus dem Darm der Mutter und wahrscheinlich Kolonien von Bifidobakterien, bei denen es sich um die zuvor bereits erwähnten „nützlichen" Bakterien handelt. Bifidobakterien helfen nicht nur, die unverdauten Zuckerarten in der Muttermilch aufzuspalten; sie hüllen auch die Darmschleimhaut ein, die innere Auskleidung des Darms. Überdies hemmen sie das Wachstum von Krankheitserregern und sie können auch eine Rolle im Immunsystem spielen. Kommt der Mund des Babys in Kontakt mit Stuhl der Mutter, so werden einige dieser anderen „nützlichen" Mikroben geschluckt, um bei der mikrobiellen Besiedelung mitzuwirken, die im Darm des Babys gerade beginnt.

Unzählige verschiedene Mikroben gelangen also in sehr kurzer Zeit aus unterschiedlichsten Quellen auf und in das Neugeborene und vermehren sich schnell, um den Körper des Babys mit dem Mikrobiom zu besiedeln. Dies ist ein Ereignis, das nur einmal im Leben stattfindet. Die Expositionen, die genau in dieser Zeit, während und unmittelbar nach Geburt, auf der mikroskopischen Ebene stattfinden, helfen, die Grundlagen für Gesundheit und Immunität zu legen.

Dr. Rodney Dietert ist der Auffassung, dass die Geburt als der wichtigste Schlüsselmoment im Leben eines Kindes zu sehen ist, der maßgebend für seine lebenslange Gesundheit ist. Dies ist die Prämisse für seine bahnbrechende „Hypothese des vollendeten Selbst" *(completed self hypothesis)*[40], die sich auf zwei andere Hypothesen stützt und diese erweitert, und zwar die „Hypothese der fetalen Programmierung"[41], von dem britischen Professor David Barker entwickelt, und die „Hygiene-Hypothese".[49]

Barkers „Hypothese der fetalen Programmierung" lautet, dass die Umgebung des Babys im Mutterleib und in seinem frühen Leben, beeinflusst durch die Ernährung der Mutter, dazu beitrage, die Gesundheit des Kindes in seinem späteren Leben zu bestimmen. Die Hygiene-Hypothese unterstellt, dass die frühe mikrobielle Exposition für die langfristige Gesundheit nützlich sein könne. Viele Studien haben gezeigt, dass das Aufwachsen auf einem Bauernhof hilft, ein Kind vor Allergien zu schützen.[43] Stadtkinder sind demgegenüber möglicherweise einem erhöhten Risiko ausgesetzt, an Allergien zu erkranken, weil sie (bzw. ihre Umgebung) „zu sauber" sind; sie sind nicht den gleichen Mikroben ausgesetzt wie diejenigen, die auf einem Bauernhof geboren werden und aufwachsen.

Dr. Dietert geht noch einen Schritt weiter. Er ist der Überzeugung, dass ein Säugling zeit seines Lebens die denkbar beste gesundheitliche Verfassung erreicht, wenn er zur richtigen Zeit, beginnend mit der Geburt, den richtigen Mikroben ausgesetzt wird. „Darauf sind wir ausgelegt, das ist es, was vorgesehen ist, das ist unsere gesündeste Verfassung. So sollte es sein. Und das muss früh im Leben geschehen, damit das Immunsystem sich effektiv entwickelt."

Wenn man bei der Geburt die richtige mikrobielle Exposition verpasst, dann verpasst man Dr. Dietert zufolge den gesamten Prozess der Stärkung des eigenen Immunsystems. „Das Immunsystem wird nicht angemessen trainiert, sodass es anfängt, auf alles Mögliche zu reagieren, und am Ende das körpereigene Gewebe zerstört." (Siehe S. 121–132).

Die Mikroben, die ein Baby in seinem frühen Leben erhält, spielen auch eine wichtige Rolle in seinem Stoffwechselsystem. „Diese Mikroben", sagt Dr. Dietert, „sind wichtig, um Nahrung zu zersetzen und uns vor Umweltgiften zu schützen. Wenn sie fehlen, bekommen wir möglicherweise einige der Nährstoffe, die wir benötigen, nicht, weil sie nicht zu nützlichen Spaltprodukten zersetzt werden. Uns fehlt dann vielleicht ein Teil des Schutzes, den Mikroben uns bei unserer Interaktion mit der Umwelt bieten."

Dr. Dietert ist der Auffassung, dass das gesamte „Paket" von Mikroben, dass ein Baby bei der natürlichen Geburt erhält, es ihm ermöglicht, ein „vollständiger" menschlicher Superorganismus zu werden. Die optimale Besiedelung des Körpers hilft einem Kind, der Mensch zu werden, der es (mikrobiell gesehen) sein soll, mit genau den richtigen Mikroben, die er haben soll.

## Was geschieht, wenn ein Baby mit einer „Glückshaube" geboren wird?

Bei einer Geburt mit intakter Fruchtblase befindet sich das Baby noch in der komplett geschlossenen Fruchtblase mit Fruchtwasser, da die Eihäute nicht gerissen sind. Eine Geburt mit intakter Fruchtblase ist etwas anderes als eine Geburt mit „Glückshaube", bei der die dünne Eihaut einfach auf dem Kopf und Gesicht des Babys liegt; dies kommt relativ selten vor – nur etwa eines von 80.000 Babys wird mit einer Glückshaube geboren.[44] Da das Baby bei der Geburt über die Nabelschnur mit der Plazenta verbunden ist, bekommt es weiterhin Sauerstoff (und Nährstoffe) von der Mutter. Bis sein Gesicht aus der Fruchtblase heraus und an die Luft kommt, brauchen seine Lungen nicht zu funktionieren. In vielen Kulturen gelten Kinder, die mit einer Glückshaube geboren werden, als vom Glück gesegnet, da Glückshauben als Glücksbringer angesehen werden.

Aber was ist in diesem Fall mit den vaginalen Mikroben? Wie kann ein Baby, dessen Kopf und Gesicht bei der Geburt noch mit Eihäuten bedeckt ist oder dessen ganzer Körper sich sogar in einer intakten Fruchtblase befindet, eine „Bakteriendosis" der Mutter erhalten?

Wir kennen die Antwort auf diese Fragen nicht. Zu dem Zeitpunkt, als wir dieses Buch schrieben, gab es, wenn überhaupt, nur sehr wenige hochwertige Studien, die der Frage nachzugehen versuchten, ob ein Baby, das mit einer Glückshaube geboren wird, die Besiedelung seines Körpers mit den vaginalen oder Darmmikroben seiner Mutter verpasst. Dass Untersuchungen zu diesem Thema fehlen, ist zum Teil wahrscheinlich darauf zurückzuführen, dass eine Geburt mit einer Glückhaube oder eine Geburt mit intakter Fruchtblase so selten ist, und zum Teil auch darauf, dass der Bereich der Mikrobiom-Forschung immer noch so neu ist.

Was wir aktuell haben, sind Mutmaßungen und Spekulationen. Wir können beispielsweise spekulieren, dass ein Baby, das mit Glückshaube oder mit intakter Fruchtblase geboren wird, bei der Geburt nicht die volle Anzahl der Mikroben der Mutter erhält, aber sobald die Fruchtblase nach der Geburt zum Platzen gebracht wird (für gewöhnlich durch einen Arzt oder eine Hebamme), können wir davon ausgehen, dass das Baby dann direkt Mikroben erhält – durch Hautkontakt, durch Kontakt mit der Scheidenflüssigkeit oder mit Stuhlspuren der Mutter, die auf die Oberschenkel und den Unterleib gelangt sind (siehe S. 61), oder Mikroben aus der Luft und Umgebung, in die es hineingeboren wird. Sobald der Arzt oder die Hebamme die Glückshaube entfernt haben (in der Regel durch einen kleinen Schnitt in die Eihaut in Höhe der Nasenlöcher des Babys, sodass die Glückshaube dann abgezogen werden kann), bekommt das Baby Mikroben genauso wie jedes andere. Ob ein Baby in Bezug auf Mikroben zusätzlich davon profitiert, dass es länger im Fruchtwasser bleibt, ist noch zu klären.

## Wie ist es bei einer Wassergeburt?

In Diskussionsrunden nach Vorführungen unseres Films *Microbirth* wird in der Regel mindestens einmal die Frage der Wassergeburt angesprochen. Viele werdende Eltern, Ärzte, Hebammen, Geburtshelfer oder Leiterinnen von Geburtsvorbereitungskursen wollen wissen, inwieweit eine Wassergeburt Einfluss auf die Besiedelung des Körpers mit dem Mikrobiom hat. Die einfache Antwort lautet, dass wir es einfach nicht wissen. Es gibt bisher sehr wenige qualifizierte und groß angelegte Studien über die mikrobiellen Auswirkungen bei Babys, die im Wasser geboren werden. Wir wissen einfach nicht mit Sicherheit, ob es Auswirkungen auf die Besiedelung des Körpers des Babys mit dem Mikrobiom oder Darmmikrobiom hat, wenn das Baby bei den Wehen und bei der Geburt unter Wasser ist, und wenn ja, worin diese Auswirkungen bestehen könnten. Nach Aussage von Prof. Rodney Dietert ist nicht viel über diesen konkreten Punkt veröffentlicht worden. Bisher hat sich die Forschung weitgehend auf die natürliche Geburt im Vergleich zu einer Kaiserschnittgeburt konzentriert.

Bei der natürlichen Geburt beginnt, wie beschrieben, die Hauptbesiedelung des Körpers mit dem Mikrobiom, während sich das Baby im Geburtskanal befindet (nachdem die Fruchtblase geplatzt ist); sie wird dann fortgesetzt mit dem Kontakt mit Stuhl der Mutter und weiteren Expositionen durch Berührungen, Küsse und Handhabungen nach der Geburt. Sofern der Mutter die Fruchtblase bei den Wehen *außerhalb* einer Gebärwanne platzt, erfolgt die Hauptbesiedelung in diesem Moment, genauso wie bei der natürlichen Geburt außerhalb des Wassers. Steigt die Mutter anschließend in die Gebärwanne, wird ein Teil ihrer vaginalen oder Darmmikroben möglicherweise weggespült, aber vielleicht macht das Wasser in der Wanne auch überhaupt keinen Unterschied – da können wir nur spekulieren.

Platzt die Fruchtblase hingegen, wenn die Mutter sich *in der Gebärwanne* in den Wehen befindet oder das Kind *in der Wanne* zur Welt bringt, dann verteilen sich die vaginalen und Darmmikroben der Mutter möglicherweise im gesamten Wasser der Wanne. Bei der Geburt dringt dann vielleicht dennoch etwas Wasser das diese Mikroben enthält, in Augen, Ohren und Nase des Babys ein und das Baby schluckt möglicherweise etwas davon, sodass sein Darm besiedelt wird. Andere Mikroben könnten die Haut des Babys bedecken und so besiedeln. Sobald das Baby aus dem Wasser heraus ist, wird dieser Besiedelungsprozess fortgesetzt, da das Kind durch Berührungen und durch die Luft Mikroben ausgesetzt ist, genau wie bei jeder anderen Geburt.

Eine wichtige Frage ist, ob Chlor oder andere chemische Reinigungsmittel, die für gewöhnlich zur Reinigung von Gebärwannen zwischen den Geburten verwendet werden, Auswirkungen auf den Besiedelungsprozess haben könnten. (Chlor ist bekanntlich ein hocheffizientes Desinfektionsmittel, das oft in der öffentlichen Wasserversorgung eingesetzt wird, um Krankheitserreger abzutöten.) Ist die Gebärwanne mit gechlortem Trinkwasser gefüllt, könnte dieses Wasser tatsächlich Auswirkungen auf den Besiedelungsprozess haben. Letztendlich kann das jedoch nur die künftige Forschung zeigen.

## Worin bestehen die mikrobiell nutzbringenden Effekte der Vernix?

Die Vernix, auch Fruchtschmiere oder Käseschmiere genannt, ist ein weißlicher Belag auf der Haut, mit dem das Baby zur Welt kommt. In seinem Buch *Antibiotika-Overkill* macht Dr. Blaser sich Gedanken über die nutzbringenden Effekte der Vernix für das Hautmikrobiom des Babys: „Aber tut man dem Kind wirklich einen Gefallen, wenn man diesen Schutzfilm entfernt, der seit Jahrmillionen bereits alle Säuglinge überzogen hat? Wir wissen das im Moment noch nicht sicher, aber ich vermute, dass die Vernix gezielt besonders nützliche Bakterien anzieht und potenziell schädliche Keime abwehrt."[45]

Bis wir wissenschaftliche Belege dafür haben, wissen wir es nicht mit Sicherheit, aber Dr. Blasers Vermutung lässt uns die Praxis infragestellen, dass in den Krankhäusern auf der ganzen Welt die Vernix innerhalb von Minuten nach der Geburt abgerieben wird.

## Was sind die Auswirkungen für Babys, die vor der 38. Schwangerschaftswoche geboren werden?

Eine Schwangerschaft wird als „ausgetragen" angesehen, wenn das Baby nach der 38. Schwangerschaftswoche geboren wird. Wir haben noch kein vollständiges Bild von den potenziellen Auswirkungen einer Frühgeburt auf die Entwicklung des Mikrobioms des Babys. Frühgeborene Babys, die mit einer natürlichen Geburt zur Welt kommen, bahnen sich ihren Weg zwar auch durch den Geburtskanal, die vorzeitige Geburt hat jedoch möglicherweise Auswirkungen auf das Ausmaß an mikrobieller Exposition. Aber auch in diesem Punkt müssen wir einfach auf weitere Forschungen warten, um eine definitive Antwort zu erhalten.

## Wie entwickelt sich das Mikrobiom des Babys nach der Geburt?

Die ersten Mikroben, die im Darm des Babys ankommen, kommen bei einer natürlichen Geburt, wie gesagt, wahrscheinlich aus dem Geburtskanal und dürften damit einen hohen Anteil an Laktobazillen enthalten. Bei diesen ersten Mikroben handelt es sich genau genommen um „fakultative Anaerobier", das heißt, sie können mit oder ohne Sauerstoff wachsen. Diese fakultativ anaeroben Mikroben verbrauchen allen Sauerstoff im Darm des Babys und schaffen somit die ideale Umwelt und machen den Weg frei für „obligate Anaerobier". Diese Bakterienarten wachsen nur, wenn kein Sauerstoff vorhanden ist, wie zum Beispiel *Bacteroides,* Clostridien und Bifidobakterien.[46, 47] Bifidobakterien-Arten verdauen die unverdaulichen Zuckerarten in der Muttermilch (darauf gehen wir im nächsten Kapitel ein), sodass es für unerwünschte Krankheitserreger schwierig wird, Fuß zu fassen.

Dies könnte bedeuten, dass Bakterien vielleicht in einer bestimmten Reihenfolge im Darm des Babys ankommen sollten. Bei der natürlichen Geburt könnte die erste Welle vom vaginalen Mikrobiom der Mutter kommen und somit eine hohe Anzahl von Laktobazillen und andere mikrobielle Arten enthalten. Die Laktobazillen übernehmen die „Besiedelung"; sie verbrauchen allen Sauerstoff und ermöglichen es so strikten anaeroben Arten wie Bifidobakterien zu gedeihen.

Bifidobakterien gehören zu den „Superstars der Besiedelung"; sie kommen vom Darmmikrobiom der Mutter (vom Kontakt des Babys mit Spuren von Stuhl der Mutter) und von der Muttermilch. Sie vermehren sich schnell, entwickeln sich schließlich zur dominierenden Art im Darm des Babys und verdrängen gefährliche Krankheitserreger. Die Bifidobakterien lagern sich entweder direkt an den Darmwänden an oder werden in der Schleimschicht der Darmschleimhaut eingeschlossen. In den nachfolgenden Tagen, Wochen und Monaten treffen dann weitere Bakterien ein, die den Besiedelungsprozess fortsetzen.[48]

Das mikrobielle Profil verändert sich in den ersten Lebensjahren ständig, stabilisiert sich in der Regel aber irgendwann zwischen dem zweiten und dritten Lebensjahr (was allerdings davon abhängen könnte, wann das Stillen eingestellt wird). Sobald das Mikrobiom des Kleinkindes sein Gleichgewicht erreicht hat, beginnt es dem eines Erwachsenen zu ähneln – das heißt, es ähnelt dem eines Erwachsenen in Bezug auf seine Zusammensetzung und Vielfalt. Nach den neuesten wissenschaftlichen Erkenntnissen bleibt die Zusammensetzung des Darmmikrobioms, sobald es sich etabliert hat, zu etwa 60 bis 70 Prozent von der Kindheit bis ins hohe Alter stabil. Die restlichen 30 bis 40 Prozent können sich unter anderem aufgrund von Umstellungen in der Ernährung oder im Lebensstil, von Stress und physischen Aktivitäten, bakteriellen Infektionen, aufgrund der Einnahme von Antibiotika oder chirurgischer Eingriffe verändern.[49]

Allem Anschein nach haben wir im Alter von drei Jahren eine gesundheitliche Grundverfassung erreicht. Das heißt, selbst wenn die Natur des Mikrobioms sich während des Großteils unseres Lebens von Tag zu Tag oder von Monat zu Monat als Reaktion auf solche Umwelt- oder Lebensstilfaktoren wie Stress, Umstellungen in der Ernährung, Krankheiten und Antibiotika verändern mag, kehrt es höchstwahrscheinlich zu 60 bis 70 Prozent zu seiner Grundverfassung zurück. Jedenfalls bis wir unsere Sechzigerjahre erreichen. Um diese Zeit herum kommt es zu altersbedingten Veränderungen in unserer Physiologie. Und dies bedeutet, das Mikrobiom gerät, vielleicht auch aufgrund einer Umstellung in der Ernährung und im Lebensstil und der erhöhten Einnahme von Medikamenten, in eine Phase steter Veränderungen – es wird instabiler und oft weniger vielfältig.[50]

Die Forschung weist darauf hin, dass, um ein perfekt funktionierendes Mikrobiom zu haben, die ersten Lebensjahre die entscheidende Zeit für die mikrobielle Exposition sind, bevor sich das Mikrobiom stabilisiert. Dies ist die Zeit, in der sich das Immunsystem entwickelt (siehe S. 121–132). „Was die Entwicklung der Darmmikrobiota des Säuglings oder Kleinkindes angeht, lernen wir, dass es sich um eine allmähliche Entwicklung handelt“, sagt Prof. Anita Kozyrskyj von der *University of Alberta.* „Man beginnt mit einigen wenigen Arten, und mit der Zeit ähnelt das Muster dann allmählich dem eines Erwachsenen. Und in dieser Zeit erfüllt die Mikrobiota einen bestimmten Zweck. Und der besteht darin, die Entwicklung unseres Immunsystems zu stärken und zu trainieren. Dies ist ein sehr gutes Beispiel für die Interaktion zwischen der Mikrobiota und dem Wirt.“

Diese frühen Jahre sind natürlich auch eine entscheidende Zeit in der kognitiven, sozialen und physischen Entwicklung des Kindes. „Unser Gesundheitsbegriff geht von einem Entwicklungszyklus aus“, sagt Dr. Martin Blaser. „Ob wir über Wachstum, Stoffwechsel, Immunität oder Kognition reden, wir gehen jeweils von Schritten in der Entwicklung aus. Unsere Hypothese ist, dass die Mikroben Teil dieser Entwicklung sind. Unsere Entwicklung und ihre Zusammensetzung werden so choreografiert, dass alle ihre Aspekte sich zusammen entwickeln. Das ist normal, das ist gesund. Wenn wir in diesen Prozess eingreifen, könnte dies Konsequenzen haben.“

Nachdem wir untersucht haben, was bei der Grundlegung des Mikrobioms des Babys während der Geburt geschieht, wollen wir uns nun damit beschäftigen, wie diese Prozesse wunderbar ergänzt werden durch mikroskopische Ereignisse, die beim Stillen stattfinden. Dabei werden wir feststellen, dass es sich bei dem ganzen Prozess des „Besiedelns und Ernährens“, der bei der Geburt und unmittelbar danach stattfindet, um ein perfektes, ausgeklügeltes natürliches System handelt. Ein System, dessen Beeinträchtigung oder Störung gesundheitliche Folgen haben könnte, die ein Leben lang andauern.

Video „Wie das Baby bei der Geburt mit dem Mikrobiom besiedelt wird“:
*vimeo.com/151882943*

**Zusammenfassung der wesentlichen Punkte dieses Kapitels:**

1. In der Schwangerschaft verändert sich das Mikrobiom der Mutter so, dass mehr Arten von Laktobazillen vorhanden sind.
2. Während der Schwangerschaft entwickelt das Baby sich im Mutterleib in einer nahezu sterilen Umwelt. Neueste wissenschaftliche Erkenntnisse weisen jedoch darauf hin, dass Babys auch bereits vor der Geburt in der Plazenta einer kleinen Menge von Mikroben ausgesetzt sein könnten. Weitere Mikroben sind bei manchen schwangeren Frauen in der Gebärmutter und im Fruchtwasser gefunden worden.
3. Unabhängig von der wie auch immer gearteten pränatalen Exposition findet die Hauptbesiedelung des Babys mit dem Darmmikrobiom bei der Geburt, in dem engen Zeitrahmen um die Geburt herum statt.
4. Sobald die Fruchtblase platzt und das Fruchtwasser abgeht, wird das Baby von einem Schwall Mikroben überflutet und eingehüllt, die in Augen, Ohren und Nase eindringen; manche geraten auch in den Mund und das Baby schluckt sie.
5. Bei der natürlichen Geburt findet die Hauptbesiedelung durch die massive bakterielle Überflutung mit Mikroben von Vagina, Stuhl und Haut der Mutter statt.
6. Beim Geburtsvorgang ist das Baby möglicherweise über den Kontakt mit Spuren von Stuhl der Mutter auch den Darmmikroben der Mutter ausgesetzt – das ist etwas ganz Normales und potenziell nützlich!
7. Sobald es geboren ist, nimmt das Baby weitere Mikroben auf – aus der Luft, durch Berührungen und durch das Füttern. Diese Mikroben schließen sich alle dem „Besiedelungsstamm“ im Darm des Babys an.

# 3
# Muttermilch oder Flaschennahrung?

## Wodurch wird der Prozess des „Besiedelns und Ernährens“ ausgelöst?

Sobald das Baby geboren wurde, ist der nächste Schritt zu einem optimalen „Besiedeln und Ernähren“ des Mikrobioms sofortiger Hautkontakt, im Idealfall mit der Mutter. Wenn das nicht möglich ist, sollte es Hautkontakt mit dem Vater oder einem anderen engen Familienmitglied haben.

Stellen Sie sich vor, wie das Baby aus der Sicherheit, der Dunkelheit, dem Frieden, der Ruhe und Wärme des Mutterleibs in das helle Licht, den Lärm und die allgemeine Unruhe in der Welt draußen kommt. Dies ist zweifellos eine tiefgreifende Erfahrung für das Baby; die neuen Geräusche, Anblicke, Gerüche, Geschmäcker und Empfindungen müssen für ein Neugeborenes überwältigend sein. Die Anpassung an das Leben außerhalb des Mutterleibs nimmt mit Sicherheit eine gewisse Zeit in Anspruch.

In Großbritannien werden Hebammen dazu angehalten, bis zu den ersten Untersuchungen des Babys eine Stunde zu warten, um den Eltern und dem Kind die Möglichkeit zu geben, diese „magische Stunde“ zusammen, mit Hautkontakt zu verbringen und um dem Baby etwas Zeit zu geben, sich auf seine neue Umgebung einzustellen.

Hannah Dahlen, Professorin für Geburtshilfe an der *Western Sydney University*, beschreibt sehr schön die physiologischen und emotionalen Vorteile des frühen Hautkontakts, insbesondere für das Baby: „Das natürliche Habitat für ein Neugeborenes ist der Hautkontakt mit seiner Mutter. Dabei geht der von der Mutter bei der Geburt freigesetzte hohe Cortisolspiegel zurück und die Mutter beginnt stattdessen Oxytocin auszuschütten. Das Baby beginnt zu riechen und nach der Brust der Mutter zu suchen. Beim Hautkontakt geschieht Erstaunliches – die Mutter wärmt das Baby, sofern ihm kalt ist; die Haut der Mutter hilft, den Blutzuckerspiegel des Babys zu regulieren. Sie reguliert die Atmung des Babys, sorgt dafür, dass es weniger schreit, und sie reduziert Stress. Sie bringt das Baby im Grunde auf die denkbar sanfteste Weise in die Welt."

Lesley Page, Gastdozentin für Geburtshilfe an der *Florence Nightingale School of Nursing and Midwifery am King's College London,* sagt: „Nach der Geburt sieht man oft eine Art von klassischem Bindungsverhalten: Die Mutter schaut das Baby unentwegt an, sie streichelt, hält, küsst es und spricht mit ihm. Das ist eine Zeitspanne von entscheidender Bedeutung. Es ist der Moment, in dem die Mutter und der Vater die Augen des Babys sehen und das Baby das menschliche Gesicht erkennt. Man muss ihnen Zeit lassen, damit sich das entfalten kann, weil sie einen solchen Augenblick nie wieder haben werden. Es ist die erste Phase des Verliebens und sie legt einen Grundstein für das künftige Leben."

## Findet beim Hautkontakt eine Übertragung von Mikroben statt?

In Kapitel 2 haben wir erläutert, wie der Hautkontakt direkt nach der Geburt die Übertragung zusätzlicher Bakterien von der Haut der Mutter auf die Haut des Babys ermöglicht und bei der Ansiedelung des Hautmikrobioms des Babys hilft. Damit ist die Geschichte jedoch noch nicht zu Ende.

1987 beschrieben Ann-Marie Widström und ihr Team vom Karolinska-Institut in Schweden ein Phänomen, wonach ein Baby, das der Mutter bald nach der Geburt auf den Bauch gelegt wird und sich selbst überlassen bleibt, zur Brust der Mutter hochkriecht, um die Brustwarze zu suchen und zu trinken.[51] Widström bezeichnet dies als „Brustkrabbeln“. Sie identifizierte dabei eine Reihe verschiedener Phasen, die sie in einer 2014 veröffentlichten Publikation sehr schön beschreibt: „Wir wissen heute, dass das gesunde Neugeborene in den ersten Stunden nach der Geburt ein angeborenes sequentielles Verhaltensmuster hat, wenn es mit Hautkontakt auf den Brustkorb der Mutter gelegt wird. Die Reflexe werden nach und nach zum Leben erweckt: Es erwirbt nacheinander den Saug- und den Suchreflex, ballt die Händchen zur Faust, führt etwa eine halbe Stunde nach der Geburt ein Händchen zum Mund, findet innerhalb einer Stunde die Brust der Mutter und beginnt zu saugen.“[52]

Wenn der Bauch der Mutter bis hin zum Brustkorb mit mikrobenreicher Flüssigkeit von der Geburt bedeckt worden ist (siehe S. 61), ist das Brustkrabbeln des Babys eine ausgezeichnete Gelegenheit, einen möglichst großen Nutzen aus dieser Flüssigkeit zu ziehen, insbesondere wenn das Baby an der Haut leckt und saugt, während es zur Brust hochkriecht. Lecken ist bei Neugeborenen sehr verbreitet. Lesley Page sagt dazu: „Das Stillen beginnt nicht sofort. Zuerst leckt das Baby und schmiegt sich an.“ Das Lecken und Anschmiegen als Teil des von Widström beschriebenen „angeborenen sequenziellen Verhaltensmusters“ wäre eine ideale Gelegenheit, dass das Baby nicht nur mehr Mikroben für die Besiedelung seines Hautmikrobioms erwirbt, sondern auch für die Besiedelung seines Darms. Das ist nur eine Vermutung unsererseits, aber vielleicht könnte die Aufnahme zusätzlicher Mikroben durch intensives Lecken und Anschmiegen ein Grund dafür sein, dass das Neugeborene nicht sofort und direkt die Brust sucht, um zu trinken.

Angesichts all dessen behindern die allgemein üblichen Praktiken beim Umgang mit Neugeborenen – Untersuchen, Wiegen, Messen, Abwischen der Vernix und Waschen – womöglich die so wichtige Übertragung der Mikroben von der Mutter auf das Baby in den ersten entscheidenden Lebensstunden. Sofern nach der Geburt kein medizinischer Notfall bei Mutter oder Baby vorliegt, wäre dies vielleicht ein Argument dafür, diese Dinge wenigstens um ein paar Stunden, wenn nicht länger zu verschieben, um die optimale Ansiedelung des Darm- und Hautmikrobioms des Babys nicht zu behindern.

## Welche Verbindung besteht zwischen dem Stillen und dem Mikrobiom?

Wie alle Säugetiere, von Elefanten bis zu Orang-Utans, haben wir Haare (oder ein Fell), bringen lebende Junge zur Welt und die Weibchen unserer Spezies produzieren Milch, um unsere Neugeborenen zu füttern. So weit, so gut. Wir kommen alle auf dem gleichen Weg zur Welt: Die Babys durchqueren den Geburtskanal, der voll mit bestimmten Bakterien ist, dann trinken sie die Milch ihrer Mutter.

Dr. Maria Gloria Dominguez Bello beschreibt den gesamten Prozess der Etablierung des Mikrobioms des Babys, einen Prozess, der in der Schwangerschaft beginnt, bei der Geburt fortgesetzt und beim Stillen abgeschlossen wird, mit folgenden Worten. „Bei den mikrobiellen Gemeinschaften, die die Vagina der Mutter bei der Geburt besiedeln, handelt es sich um Milchsäurebakterien, die in einem engen Zusammenhang mit der Milch stehen. Das Baby durchquert den Geburtskanal, der voller Bakterien ist, und trinkt dann lange Zeit Milch. Wir nehmen an, dass dies sehr wichtig und Ausdruck einer hohen Anpassungsfähigkeit ist."

Mit „hoher Anpassungsfähigkeit" meint sie, dass wir uns über einen langen Zeitraum so entwickelt haben, dass dieser Prozess genau so stattfindet. So *sollte* er funktionieren. Muttermilch enthält alle Nährstoffe, die die Körpersysteme des Babys brauchen, um zu überleben. Aber nicht nur das: Muttermilch enthält auch alles, was die Darmmikroben brauchen, um zu gedeihen. Überleben und gedeihen – Stillen ist das perfekte natürliche System dafür.

## Was ist tatsächlich in der Muttermilch?

Muttermilch liefert eine komplexe und komplette Mahlzeit. Sie ist speziell darauf zugeschnitten, dass sie alles enthält, was ein Baby in den ersten Stunden, Tagen, Wochen und Monaten seines Lebens braucht. Die *erste* Nahrung jedoch, die das Baby an der Brust der Mutter findet, ist keine Milch, sondern Kolostrum (Vormilch). Kolostrum ist eine dickflüssige, schleimige, gelbliche bis orangefarbene Flüssigkeit, hoch konzentriert, leicht verdaulich, fettarm und reich an Proteinen.

Etwa drei oder vier Tage nach der Geburt (oder früher, wenn die Frau vorher schon Kinder bekommen hat) wird die stillende Mutter dann feststellen, dass „die Milch einschießt". Dann beginnt sie, reife Muttermilch zu produzieren. Diese ist eher weiß, dünnflüssiger als Kolostrum und wird in einer viel größeren Menge produziert.

Sowohl das Kolostrum als auch die Muttermilch sind unglaublich komplex in ihren Bestandteilen. Sie enthalten essenzielle Nährstoffe für das Wachstum und die Entwicklung des Babys, darunter Vitamine, Mineralien, Fette, Kohlenhydrate (im Wesentlichen in Form von Laktose), Aminosäuren und Proteine.[53] Sie enthalten auch wichtige Immunkomponenten wie Antigene, Antikörper und Antiphlogistika (entzündungshemmende Komponenten) sowie Wachstumsförderer, um das Zellwachstum, die Zelldifferenzierung und die Zellreifung zu stimulieren.

Darüber hinaus enthält sowohl das Kolostrum als auch die Muttermilch eine spezielle Art von Kohlenhydraten (Zucker), die das Baby nicht verdauen kann. Um was handelt es sich dabei und wozu sind sie da?

Wir wissen heute, dass es sich bei diesen Kohlenhydraten um unverdauliche Oligosaccharide handelt, die der Darm des Babys zwar nicht aufspalten und verdauen kann, aber die Darmmikroben des Babys können das. Ein unverdauliches Kohlenhydrat ernährt also die guten Bakterien (Probiotika), die im Darm leben. Unverdauliche Oligosaccharide, die mit der Muttermilch geliefert werden, stimulieren selektiv das Wachstum der guten Darmmikroben des Babys, sodass sie sich vermehren und reifen können. Und diese helfen wiederum, das Immunsystem des Babys zu trainieren (siehe S. 121–132).

## Wie funktioniert der Prozess des „Besiedelns und Ernährens“?

Wie beschrieben erhält das Kind bei der natürlichen Geburt eine große „Ladung“ Mikroben im Geburtskanal sowie zusätzliche Mikroben durch Kontakt mit Spuren von Stuhl der Mutter, durch Hautkontakt und andere Expositionen. Diese bilden die Grundlage für das Mikrobiom des Babys. Die Muttermilch enthält ein spezielles „Superfood“, das diese Mikroben nach ihrer Ankunft im Darm des Babys ernährt. Darüber hinaus vermischt sich die Muttermilch mit den Laktobazillen (aus dem Geburtskanal) im Mund des Babys; das ist originärer Bestandteil des Gesamtprozesses, da es sich bei den Laktobazillen um Milchsäurebakterien handelt, die die in der Muttermilch enthaltene Laktose aufspalten, um Energie zu erzeugen. Ihr Vorkommen im Mund ist ein Beispiel für ein wunderbares System der Natur, das sich mit der Zeit entwickelt hat, um den Bedürfnissen des Neugeborenen gerecht zu werden.

In seinem Buch *Antibiotika-Overkill* schreibt Dr. Blaser: „Direkt nach der Geburt sucht das Baby instinktiv mit dem Mund voller *Lactobacilli* nach den Brustwarzen der Mutter und beginnt daran zu saugen. Dadurch gelangt das Bakterium in die erste Milch, die das Kind trinkt – und das ist eine perfekte Kombination!“[54]

Genau wie bei einem perfekten Kochrezept, das jedes Mal gelingt und eine perfekte Mahlzeit liefert, scheinen wir auch für die optimale Entwicklung des Mikrobioms des Babys die richtigen Zutaten zu benötigen (vaginale Mikroben und Muttermilch), die nach der richtigen Methode miteinander zu kombinieren und zu mischen sind (natürliche Geburt und Stillen), um das perfekte kulinarische Ergebnis zu erzielen.

Zusammengefasst stellt der Prozess des „Besiedelns und Ernährens“ sich bei Babys, die auf dem Wege einer natürlichen Geburt zur Welt kommen und gestillt werden, wie folgt dar:

1. Das Baby entwickelt sich im Mutterleib während der Schwangerschaft in einer nahezu sterilen Umwelt.
2. In der späten Schwangerschaft verändert sich das Gleichgewicht des vaginalen Mikrobioms der Mutter, sodass es dann einen erhöhten Anteil bestimmter Bakterienarten aufweist (Laktobazillen, die im Zusammenhang mit der Milch stehen).
3. Bei der natürlichen Geburt wird das Baby, sobald die Fruchtblase platzt, im Geburtskanal plötzlich einem Schwall vaginaler Mikroben ausgesetzt.
4. Die vaginalen Mikroben, die hohe Anteile von Laktobazillen aufweisen, bedecken die Haut des Babys und dringen in Augen, Ohren, Nase, Vagina (sofern es ein Mädchen ist) und Mund ein. Außerdem schluckt das Baby auch einige Mikroben.
5. Manche dieser Bakterien gelangen in den Darm des Babys.
6. Das Baby kommt durch die Vagina zur Welt. Und sofort nimmt es weitere Mikroben auf, einige vielleicht vom Stuhl der Mutter, andere aus der Luft und weitere durch Berührungen – sie alle schließen sich der „Besiedelung“ des Babys mit dem Haut-, dem oralen, dem Atemwegs- und dem Darmmikrobiom an. Dies ist der Hauptbesiedelungsvorgang für das Darmmikrobiom des Babys.
7. Das Baby beginnt an der Brust zu trinken. Die Laktobazillen im Mund des Babys vermischen sich mit der Muttermilch und spalten die Laktose in der Milch auf, um Energie für das Baby zu erzeugen. Das Baby schluckt die Muttermilch und damit auch weitere Mikroben, darunter auch Milchsäurebakterien.

8. Im Darm des Babys beginnen die Bakterien hungrig zu werden …
9. Das Essen kommt! Die Muttermilch liefert Nahrung und Laktose (Zucker), um das hungrige Baby zu ernähren, und spezielle Oligosaccharide (unverdauliche Zuckerarten), die die hungrigen Bakterien ernähren. Dies ist der Anteil des „Ernährens“ an dem gesamten Prozess.
10. Mit der Energie aus den Zuckern vermehren sich die Laktobazillen und insbesondere die Bifidobakterien (aus dem Stuhl und der Muttermilch), besiedeln schnell den Darm des Babys mit dem Mikrobiom und verhindern, dass andere schädliche Bakterien Fuß fassen. Diese früh im Darm eintreffenden Bakterien beginnen auch das Immunsystem des Babys zu trainieren. Insgesamt ein perfekter natürlicher Prozess!

## Was geschieht mit dem Mikrobiom bei einem mit Flaschennahrung ernährten Baby?

Flaschennahrung (auch als Formulanahrung bezeichnet) ist ein sensibles und emotional aufgeladenes Thema. Wir meinen, dass alle Eltern das Recht haben, selbst zu entscheiden, wie sie ihr Baby füttern. Und die nachfolgenden Ausführungen sind mit Sicherheit nicht dazu gedacht, dass Eltern sich wegen der Formulanahrung schuldig fühlen oder Sorgen machen sollten. Als Eltern, die das Stillen mit Flaschennahrung ergänzt haben, wissen wir aus persönlicher Erfahrung, dass es manchmal sehr schwierig sein kann zu stillen, insbesondere wenn die Mutter nach der Geburt nicht die notwendige Unterstützung hat. Wir wissen, dass manche Mütter unbedingt stillen möchten, genau wie wir selbst aber Schwierigkeiten haben, es zu realisieren. Manche Mütter entscheiden sich bewusst dafür, auf das Stillen zu verzichten, und andere *können* einfach nicht stillen.

Flaschennahrung mag den Ernährungsbedürfnissen des Babys gerecht werden und dem Nährwertgehalt der Muttermilch entsprechen, aber bei manchen Formulaprodukten fehlen möglicherweise wichtige Inhaltsstoffe – beispielsweise Hormone, Antikörper, Antiphlogistika (entzündungshemmende Komponenten), bestimmte Mikrobenstämme und die unverdaulichen Oligosaccharide, von denen sich die Darmmikroben des Babys ernähren.

„Bei Flaschennahrung handelt es sich heutzutage um sehr hochentwickelte Produkte", sagt Neena Modi, Professorin für Neonatale Medizin am *Imperial College London*, „aber sie kann niemals alle Bestandteile der Muttermilch nachahmen. Ich denke, dass Mütter beruhigt sein können, dass ihre Babys durch Flaschennahrung eine sehr gute Ernährung erhalten. Was sie aber natürlich nicht bekommen, sind die komplexen biologischen Bestandteile, die ein Baby durch die Muttermilch bekommt."

## Die Bedürfnisse des Babys verändern sich ständig

In dem Maße, wie das Baby heranwächst, verändert sich die Zusammensetzung der Muttermilch, um den sich verändernden physiologischen Bedürfnissen des Babys gerecht zu werden. Dies gilt nicht nur für die Nährstoffzusammensetzung der Muttermilch, sondern auch für ihren Gehalt an Mikroben. Jüngste Untersuchungsergebnisse von Raul Carera-Rubio und Kollegen von der TEAGASC, der irischen Landwirtschafts- und Lebensmittelentwicklungsbehörde, weisen in der Tat darauf hin, dass das Mikrobiom der Muttermilch sich sogar innerhalb des ersten Monats ziemlich deutlich verändert.[55] Die Forscher stellten fest, dass bestimmte Bakterienarten im Kolostrum zu finden waren und dann einen Monat später eine deutliche Erhöhung bei einigen Bakterienarten festzustellen war, die normalerweise in der Mundhöhle zu finden sind. Diese Erhöhung bestimmter Bakterienarten könnte mit der Entwicklung des Immunsystems des Babys zusammenhängen; darauf werden wir später noch näher eingehen.

Die Zusammensetzung der Flaschennahrung spiegelt diese komplexen mikrobiellen Veränderungen nicht wider. Dies war zumindest der Stand der Dinge, als wir dieses Buch schrieben. Die typische Flaschennahrung der Stufe 1 wird als geeignet für die ersten sechs Monate beschrieben. Das heißt, dass Eltern einem *Neugeborenen* genau die gleiche Flaschennahrung geben wie einem sechs Monate alten Baby. Die Ernährungs- und mikrobiellen Bedürfnisse des Babys sind über diesen Zeitraum hinweg jedoch nicht statisch, sodass die unverändert bleibende Flaschennahrung dem Baby potenziell nicht alles liefert, was es für eine optimale Gesundheit in dieser Zeit braucht.

Ebenso besteht die Möglichkeit, dass sie dem Baby im Hinblick auf die gesunde Entwicklung des Darms bestimmte Mikrobenarten *zu früh* zuführt. Oder sie könnte es bestimmten Arten bereits zu einem Zeitpunkt ermöglichen zu gedeihen, an dem diese Arten noch nicht vorhanden wären, wenn das Baby gestillt würde, oder zumindest nicht in den gleichen Proportionen.

„Wir wissen", sagt Dr. Maria Gloria Dominguez Bello, „dass Muttermilch die Vielfalt der vaginalen mikrobiellen Gemeinschaften reduziert, die das Baby besiedeln. Wenn man nun keine Muttermilch hat und das Baby stattdessen mit Formulanahrung füttert, so hat dies zur Folge, dass die Vielfalt sich etwas erhöht. Es sind also Bakterien da, die noch nicht da sein sollten. Sie sind zu früh gekommen."

Dieser Unterschied zwischen den Mikrobiomen von Säuglingen, die gestillt oder mit Flaschennahrung gefüttert werden, wurde auch bei der kanadischen Geburtskohortenstudie CHILD *(Canadian Healthy Infant Longitudinal Development)* festgestellt. Prof. Kozyrskyj, Leiterin des SyMBIOTA-Forschungsprogramms *(Synergy in Mikrobiota),* beschreibt die mikrobiellen Unterschiede so: „Wir haben genau wie andere festgestellt, dass bei Säuglingen, die ausschließlich gestillt wurden, der Artenreichtum – dies ist ein Maßstab, den wir verwenden, um die Anzahl der verschiedenen Bakterien zu zählen – geringer war als bei Säuglingen, die ausschließlich mit Flaschennahrung gefüttert wurden. Das heißt, dass Babys, die mit Flaschennahrung gefüttert wurden, einen höheren Artenreichtum aufwiesen. Und bei den Säuglingen, deren Ernährung zum Teil mit Flaschennahrung ergänzt wurde – die also etwas Muttermilch und etwas Flaschennahrung erhielten –, lag der Artenreichtum irgendwo dazwischen.“

Dies bedeutet also, der Forschung zufolge, dass Babys, die mit Flaschennahrung gefüttert werden (sei es ausschließlich oder zusätzlich zum Stillen), im Vergleich zu Babys, die ausschließlich gestillt werden, in einer früheren Phase ein vielfältigeres Mikrobiom haben.

Das Problem ist jedoch nicht nur die erhöhte mikrobielle Vielfalt, die zu früh kommt. Bei Babys, die gestillt werden, durchlaufen die Mikroben im Darm des Babys einen Reifeprozess. Bei Babys, die mit Flaschennahrung gefüttert werden, vollzieht sich dieser Prozess möglicherweise nicht in der gleichen Form. Dr. Rodney Dietert erklärt dazu: „Wenn ein Baby über einen langen Zeitraum als Hauptnahrung keine Muttermilch bekommen kann, dann haben die Mikroben nicht den Reifeprozess durchlaufen, der normalerweise im Säuglingsalter stattfindet. Und es hat sich gezeigt, dass die mikrobielle Komponente bei Erwachsenen ganz anders ist, wenn sie als Säuglinge mit Flaschennahrung gefüttert wurden, als wenn sie gestillt wurden. Und dieser Unterschied scheint bedeutsam zu sein, weil die Kinder, die mit Flaschennahrung gefüttert wurden, einem größeren Risiko für eine Vielzahl von nicht übertragbaren Krankheiten ausgesetzt sind.“

Mit anderen Worten, die neueste Forschung weist darauf hin, dass ein Baby, das ab der Geburt ausschließlich mit Flaschennahrung gefüttert wird, einem erhöhten Risiko ausgesetzt sein könnte, im späteren Leben ernste nicht übertragbare Krankheiten zu entwickeln. Dr. Dominguez Bello fasst die Situation mit einfachen Worten zusammen: „Wir kennen die Tragweite der Konsequenzen nicht. Wenn wir die Regel des natürlichen Stillens brechen, tragen wir möglicherweise dazu bei, die Stärkung des Immunsystems des Babys zu beeinträchtigen.“ Damit ist das Baby potenziell der Möglichkeit eines höheren Krankheitsrisikos ausgesetzt.

Dies ist eine Zusammenfassung der wesentlichen Aussagen in Bezug auf Flaschennahrung (Formulanahrung) und Mikrobiom:

1. Flaschennahrung (Formulanahrung) versorgt das Baby mit Nahrung.
2. Manche Arten von Flaschennahrung enthalten möglicherweise unverdauliche Oligosaccharide (spezielle Zuckerarten), von denen sich die Mikroben im Darm des Babys ernähren, aber andere Arten von Flaschennahrung enthalten derzeit keine Präbiotika.
3. Ohne die unverdaulichen speziellen Zuckerarten bekommt die Kolonie von Mikroben im Darm des Babys womöglich nicht die spezielle Nahrung (Energiequelle), die sie braucht, um sich zu vermehren.
4. Flaschennahrung enthält derzeit nicht die speziellen Bakterienarten (die in der Muttermilch zu finden sind), die den Entwicklungsbedürfnissen des Babys im Laufe der Zeit gerecht werden.
5. Über Flaschennahrung könnten manche Bakterienarten (die in der Muttermilch nicht zu finden sind) zu früh in das Baby gelangen. Flaschennahrung führt dem Baby möglicherweise Bakterien zu, die nicht da sein sollten; das könnte Auswirkungen auf die optimale Stärkung des Immunsystems des Babys haben.
6. Wenn sich das Immunsystem des Babys, das mit Flaschennahrung gefüttert wurde, nicht so entwickelt und reift, wie es der Fall wäre, wenn es gestillt worden wäre, ist das Baby im späteren Leben womöglich einem erhöhten Risiko ausgesetzt, nicht übertragbare Krankheiten zu entwickeln.

## Unsere persönlichen Überlegungen zu Flaschennahrung versus Muttermilch

Wir wünschen uns von ganzem Herzen, wir hätten von allen diesen wissenschaftlichen Erkenntnissen bereits gewusst, als unsere Tochter geboren wurde. Als Toni sich sofort nach der Kaiserschnittgeburt bemühte, unsere Tochter zu stillen, und keine Unterstützung vom Krankenhauspersonal erhielt, kam eine Schwester mit einem Becher Formulanahrung herein und hielt uns dazu an, das Baby „um des Babys willen" mit Flaschennahrung zu füttern. Wir gaben nach (es fühlte sich wie eine traurige Niederlage an) und gaben unserer Tochter ein wenig Formulanahrung. Die erste Nahrung, die innerhalb der ersten Stunden den Darm unserer Tochter erreichte, war also Formulanahrung – eine Entscheidung, die uns heute, Jahre später, immer noch zu schaffen macht. In den nächsten Monaten gab Toni dem Baby dann ergänzend zum Stillen Flaschennahrung; diese könnte nach den neuesten wissenschaftlichen Erkenntnissen Konsequenzen für das sich entwickelnde Immunsystem unserer Tochter gehabt haben. Es ist zu spät, daran noch etwas zu ändern – die Vergangenheit können wir nicht ändern. Wir hoffen jedoch, mit diesem Buch ein Bewusstsein für diese wichtigen wissenschaftlichen Erkenntnisse schaffen zu können, damit Eltern in Zukunft informiert sind.

Seit der Zeit, als wir unser Baby mit Flaschennahrung gefüttert haben, hat sich in der Welt der Flaschennahrung allerdings viel getan. Die Produkte sind spezifischer und von ihrem Nährwert her stärker so angepasst worden, dass sie die Eigenschaften von Muttermilch nachahmen, und Wissenschaftler und Hersteller machen diesbezüglich weiterhin Fortschritte und erzielen Verbesserungen. Einige Hersteller von Formulanahrung haben bereits angefangen, ihren Produkten Präbiotika hinzuzufügen.[56] Vielleicht werden wir in wenigen Jahren noch weitere Fortschritte erleben, mit personalisierten Babynahrungsprodukten, die auf die speziellen Bedürfnisse des jeweils einzigartigen Mikrobioms jeder Mutter zugeschnitten sind und allen Bestandteilen der Muttermilch besser entsprechen.

Zum gegenwärtigen Zeitpunkt gibt es indes keinen perfekten Ersatz für Muttermilch, keine Formulanahrung, die alle wichtigen mikroskopischen Komponenten liefert, die die menschlichen Zellen und Mikroben für die optimale Entwicklung des Babys und seines Mikrobioms benötigen. Dr Dietert sagt: „Solange keine Umstände vorliegen, wonach die Muttermilch durch Umweltgifte kontaminiert ist, ist längeres Stillen die beste Option. Dabei werden die wichtigen Immunkomponenten auf das Baby übertragen, aber man hat auch die ideale Nahrung für die mikrobielle Population.“

## Welchen Zusammenhang gibt es zwischen Kaiserschnitt und Schwierigkeiten beim Stillen?

Manche Forscher gehen davon aus, dass es einen Zusammenhang zwischen Schwierigkeiten beim Stillen und einer Kaiserschnittgeburt gibt. Vielleicht mit Ausnahme solcher Kaiserschnittgeburten, für die Frauen sich von vornherein von sich aus entscheiden, ist diese Entbindungsmethode oft sowohl für die Mutter als auch für das Kind mit viel Stress verbinden. Vielen Frauen gehen mit der Erwartung ins Krankenhaus, eine positive, natürliche Geburt zu erleben, müssen sich dann jedoch vielleicht aufgrund unvorhergesehener Umstände einer Notoperation unterziehen, um das Kind zur Welt zu bringen. Dies kann mit viel Verwirrung, mit Anwesenheit vieler fremder Personen (mehr als üblich im Kreißsaal) und einem allgemein hohen Alarmzustand verbunden sein. Bei der werdenden Mutter wird eine Peridural- oder Spinalanästhesie vorgenommen, um die untere Körperhälfte für den Kaiserschnitt zu betäuben. Für die meisten Frauen (vermutlich für jeden von uns) ist es zunächst einmal ungewohnt und beängstigend, von der Brust abwärts plötzlich fast jedes Gefühl zu verlieren. In Ausnahmefällen kann bei einer Frau, bei der ein Notkaiserschnitt durchgeführt wird, sogar eine Vollnarkose erforderlich sein. Aber wie genau könnte die Operation ihre Fähigkeit zu stillen beeinträchtigen?

Laut Prof. Sue Carter, Verhaltensneurobiologin und internationale Expertin auf dem Gebiet des Oxytocins, werden – wenn die Mutter sich nicht sicher fühlt – die natürlichen biologischen Prozesse beeinträchtigt, die dieses Hormon produzieren, das zum Teil für den Milchspendereflex verantwortlich ist, der dafür sorgt, dass die Milch bei der

Mutter einschießt. „Die hormonellen Wirkungen von Oxytocin bestehen im Wesentlich wahrscheinlich darin, ein Gefühl von Sicherheit zu vermitteln. Wenn dieses System also richtig funktioniert, hilft es der Mutter (und wahrscheinlich auch dem Baby), sich sicher zu fühlen. Und in einem vom Gefühl der Sicherheit geprägten Zustand können wir mit unserem Kind so interagieren, wie es richtig ist. Wenn wir Angst haben, bekommen wir Schwierigkeiten mit der Milchbildung."

Wenn wir an die Erfahrung zurückdenken, die Toni gemacht hat, glauben wir, dass eine sofortige Unterstützung bei der Milchbildung für eine Frau, die ihr Kind gerade per Kaiserschnitt zur Welt gebracht hat, wirklich hilfreich wäre, um den Milchspendereflex auszulösen und Stillen zu ermöglichen. (Eine solche Unterstützung sollte übrigens *allen* Müttern zur Verfügung stehen, unabhängig von der Geburtsmethode.) Unterstützung, die der Mutter hilft, wenigstens ein paar Tropfen Kolostrum zu produzieren, könnte auch einen großen Unterschied für den Prozess des „Besiedelns und Ernährens" machen. „Mütter, die ihr Kind per Kaiserschnitt zur Welt bringen", erklärt Prof. Modi, „haben eine viel schwierigere Zeit mit der Milchbildung, um stillen zu können, aber wenn sie wenigstens einige wenige Tropfen Kolostrum produzieren und ihrem Baby geben können, dann ermöglichen sie ihm einen fantastischen Start."

**Zusammenfassung der wesentlichen Punkte dieses Kapitels:**

1. Die Mütter produzieren zuerst eine Vormilch, das Kolostrum; die eigentliche Muttermilch schießt 2–4 Tage später ein.
2. Sowohl das Kolostrum als auch die Muttermilch sind vom Nährwert her sehr komplex und enthalten alle Nährstoffe, die das Baby benötigt, um zu wachsen und zu gedeihen, und sie enthalten auch wichtige Komponenten für die Entwicklung des Immunsystems des Babys – unter anderem Antikörper, Antigene, Antiphlogistika (entzündungshemmende Komponenten) sowie zusätzliche Bakterienarten.

3. Laktobazillen sind die Bakterien, die in der späten Schwangerschaft im vaginalen Mikrobiom der Mutter dominierend werden und bei einer natürlichen Geburt wahrscheinlich zuerst in den Darm des Babys gelangen (durch die mikrobielle Exposition des Babys im Geburtskanal). Die Laktobazillen helfen, die Laktose (Zucker) in der Muttermilch aufzuspalten, die das Baby mit Energie versorgt.
4. Sowohl Kolostrum als auch Brustmilch enthalten Kohlenhydrate (Zucker), die für das Kind unverdaulich sind, aber verdaulich für die Mikroben, die im Magen des Babys neu angekommen sind (falls die Mutter eine vaginale Geburt gehabt hat). Sie werden als präbiotische Oligosaccharide bezeichnet.
5. Die Oligosaccharide (Zucker) versorgen die Bakterien mit Energie, damit sie sich vermehren und den Darm besiedeln können. Diese Bakterien beginnen dann auch, das Immunsystem des Babys zu trainieren.
6. Flaschennahrung (Formulanahrung) kann alle Nährstoffe enthalten, die für die Ernährung des Babys erforderlich sind. Was ihr möglicherweise jedoch fehlt, sind einige der Präbiotika, von denen sich die Darmmikroben ernähren. Darüber hinaus enthält Flaschennahrung möglicherweise nicht alle richtigen Bakterienarten und Immunkomponenten, die das Baby für seine Entwicklung benötigt.
7. Dass der Flaschennahrung im Vergleich zur Muttermilch einige wichtige Bestandteile (Mikroben) fehlen, könnte Auswirkungen auf die Stärkung des Immunsystems des Säuglings haben; das wiederum führt vielleicht zu gesundheitlichen Konsequenzen im späteren Leben des Kindes.

Video „Stillen und das Mikrobiom“:
*vimeo.com/151882944*

# 4
# Welchen Einfluss haben Kaiserschnitt und andere Eingriffe bei der Geburt auf das Mikrobiom?

## Wie die Geburt immer mehr medikalisiert worden ist

Bis vor etwa 100 Jahren brachte eine schwangere Frau ihr Kind fast immer zu Hause zur Welt. In den meisten Industrieländern bringen indes fast alle Frauen ihr Kind inzwischen in einem Krankenhaus oder in einem Geburtshaus, einer von Hebammen betriebenen und betreuten außerklinischen Einrichtung, zur Welt.

Die Geburt ist heute zweifellos weitaus sicherer als vor 100 Jahren. In den USA starben Anfang der 1900er-Jahre jedes Jahr etwa 600 bis 900 Frauen von 100.000 an schwangerschaftsbedingten Komplikationen.[57] 1987 war die Sterberate laut Statistik auf 8 pro 100.000 Geburten gesunken.[58] Es sollte allerdings angemerkt werden, dass die USA eines von nur acht Ländern in der Welt sind, wo die Müttersterblichkeit in den letzten Jahren tatsächlich wieder gestiegen ist. Nach der neuesten Statistik von 2013 ist die Müttersterblichkeit in den USA auf 18 Frauen pro 100.000 Geburten gestiegen.[58]

Prof. Hannah Dahlen ist der Überzeugung, dass die Geburt jedoch nicht nur dadurch sicherer geworden ist, dass Frauen heute überwiegend in Krankenhäuser gehen. Dass sie sicherer geworden ist, sei auch und vielleicht zu einem erheblicheren Teil das Ergebnis verbesserter Hygiene, besserer medizinischer Produkte und einer besseren allgemeinen Gesundheit. Zu den Einflussfaktoren im Zusammenhang mit der Gesundheit gehören auch Antibiotika: „Die Geburt wurde zur gleichen Zeit ins Krankenhaus verlagert, als wir auch auf verschiedenen anderen Ebenen immense Verbesserungen verzeichnen konnten – bei der Hygiene, bei der Abwasserentsorgung und Kanalisation, bei der Empfängnisverhütung, bei Blutprodukten für Transfusionen und bei den Antibiotika, die verfügbar waren. Die Leute dachten, die Tatsache, dass die Geburt jetzt im Krankenhaus erfolge, sei der Grund für die besseren gesundheitlichen Ergebnisse. In Wirklichkeit haben aber alle diese Faktoren dazu beigetragen.“

## Eine „typische“ Geburtserfahrung im Krankenhaus

Jede Mutter, jede Hebamme und jeder Arzt wird Ihnen sagen, dass es keine zwei Geburten gibt, die gleich sind. Dennoch gibt es natürlich auch viele Gemeinsamkeiten, die für Krankenhausgeburten auf der ganzen Welt bezeichnend sind. Wenn man diese Gemeinsamkeiten zusammennimmt, bekommt man ein Bild davon, wie die moderne Geburt für die meisten Frauen wahrscheinlich aussieht.

### *Das Fortschreiten der Wehen*

Ärzte, Hebammen und andere medizinischen Fachkräfte messen die Wehen einer Frau im Sinne des „Fortschreitens“. Wie schnell das Baby sich durch den Geburtskanal bewegt, wie schnell die Erweiterung des Gebärmutterhalses (zervikale Dilatation) erfolgt und die Häufigkeit und Dauer der Kontraktionen sind lauter Parameter dafür, wie die Wehen aus medizinischer Sicht fortschreiten.

Das Krankenhauspersonal beurteilt eine Frau mit Wehen dann im Wesentlichen nach der Geschwindigkeit der verschiedenen Marker beim Fortschreiten der Wehen. Wenn der Körper einer Frau aus Sicht der Krankenhausmitarbeiter nicht schnell genug arbeitet (nach den vom Krankenhaus und in den Good-Practice-Richtlinien festgelegten Parametern und nach dem Urteil des medizinischen Teams), treffen die Ärzte möglicherweise die Entscheidung einzugreifen, um die Geburt zu beschleunigen.

Es gibt verschiedene Möglichkeiten, wie dies geschehen kann. Eine Möglichkeit ist, dass der Arzt oder die Hebamme die Fruchtblase künstlich zum Platzen bringt, um die Dinge in Gang zu bringen. Wie wir in Kapitel 2 gesehen haben, wird das Baby dabei sofort einem Schwall von Mikroben ausgesetzt, die mit der Besiedelung des Babys beginnen.

Wird die Entbindung damit immer noch nicht beschleunigt, bekommt die Mutter womöglich eine intravenöse Infusion von synthetischem Oxytocin. Prof. Hannah Dahlen sagt, die aufgrund der Infusion von synthetischem Oxytocin einsetzenden Kontraktionen seien schmerzhafter und man schütte möglicherweise nicht die gleiche Menge an Endorphinen aus, die man ohne diese Eingriffe ausgeschüttet hätte.

Angesichts der schmerzhafter werdenden Kontraktionen schlägt die Hebamme vielleicht eine Periduralanästhesie vor, um die Schmerzen zu lindern, oder die Mutter verlangt vielleicht danach. „Sie bekommt eine Periduralanästhesie", erklärt Prof. Dahlen weiter, „aber sie kann sich dann nicht mehr bewegen. Das Baby bekommt dann keine Hilfestellung mehr durch Bewegungen, die ihm auf dem Weg durch den Geburtskanal helfen. Die Herzfrequenz sinkt oft ab. Dies bedeutet, dass wir die Mutter entweder schnellstens in den OP bringen oder eine Zangengeburt vornehmen müssen, und so setzt sich die Kaskade der Eingriffe fort."

In der Praxis der modernen Geburtshilfe erleben die meisten Frauen mindestens einen, wenn nicht mehrere Eingriffe. „Größere Eingriffe wie Geburtseinleitung, Beschleunigung der Wehen, Durchführung einer Periduralanästhesie, Verabreichung von Antibiotika, Zangengeburt, Kaiserschnitt", sagt Prof. Hannah Dahlen, „werden in der heutigen Gesellschaft fast so gesehen, als seien sie ‚normaler' als eine normale Geburt. Es sind die Instrumente unserer Branche. Sie veranlassen uns oder verleiten uns dazu, etwas zu tun." Um eine Vorstellung davon zu erhalten, wie üblich diese Eingriffe sind, sei darauf verwiesen, dass von den Geburten in England im Jahr 2013/2014 insgesamt 26,2 Prozent per Kaiserschnitt erfolgten (13,2 Prozent davon elektiv (bewusst gewählt, geplant), 13 Prozent als Notoperation), 25 Prozent wurden künstlich eingeleitet und 12,9 Prozent der Geburten erfolgten mithilfe von Instrumenten (Zangengeburt oder Saugglockengeburt).[59]

Die potenziellen Auswirkungen aller möglichen Eingriffe bei der Geburt auf die Besiedelung des Babys mit dem Mikrobiom zu analysieren, würde den Umfang dieses Kapitels sprengen. Auf zwei sehr verbreitete Eingriffe bei der Geburt möchten wir jedoch näher eingehen: die Verwendung von synthetischem Oxytocin und Kaiserschnittgeburten.

## Auswirkungen des synthetischen Oxytocins auf das Mikrobiom des Babys

Prof. Sue Carter, Biologin und Verhaltensneurologin sowie eine der weltweit führenden Experten auf dem Gebiet synthetischen Oxytocins, bringt die Verwendung dieses synthetischen Oxytocins (das unter den Handelsnamen *Pitocin* und *Syntocinon* im Handel ist) in eine hilfreiche historische Perspektive: „Die ursprüngliche Idee von *Pitocin* war, dass es die Geburt ‚herbeiführen' sollte. Es wurde jedoch schnell klar, dass es nicht genügte, um eine Geburt einzuleiten. Was in Wirklichkeit geschah, war, dass die Gebärmutter sich zusammenzog und das Köpfchen des Babys, wenn es nach unten wies, wie es sein sollte, gegen den Muttermund stieß. Dies sollte schließlich zu einer Kaskade weiterer Hormone führen und mit dieser Kaskade sollte die Geburt dann theoretisch eingeleitet werden. Aber bei vielen Frauen, denen im Laufe der Jahre *Pitocin* verabreicht wurde, waren ihr Muttermund und ihr Becken nicht darauf vorbereitet. Sie waren durch die anderen Hormone dafür einfach nicht gerüstet. Statt dass die Geburt eingeleitet wurde, steckten ihre Babys fest. Dies führte dann zu der

Notwendigkeit, zu Verfahren wie Zangengeburt, Dammschnitt oder Kaiserschnitt zu greifen."

Wenn synthetisches Oxytocin richtig eingesetzt wird, kann es Wehen stimulieren. Wird es nach der Geburt eingesetzt, kann es auch die Blutung reduzieren helfen. Da es bei diesen Zielen sehr effektiv sein kann, wird synthetisches Oxytocin inzwischen in Krankenhäusern auf der ganzen Welt sehr häufig verwendet. Um sehr effektiv zu sein, muss synthetisches Oxytocin jedoch in den richtigen Proportionen und zum richtigen Zeitpunkt verabreicht werden. „Ich denke, wenn es ordnungsgemäß verwendet wird, kann synthetisches Oxytocin den Prozess stimulieren", sagt Prof. Sue Carter. „Wenn am Anfang jedoch zu schnell und zu viel davon verabreicht wird, macht das natürliche System nicht mit und die Wehen hören vielleicht sogar auf."

Wenn die Wehen wegen einer unangemessenen Dosis synthetischen Oxytocins oder aus einem anderen Grund aufhören, ist möglicherweise ein Kaiserschnitt erforderlich, um das Kind sicher zur Welt zu bringen. Dieser Kaiserschnitt könnte jedoch, wie wir später in diesem Kapitel noch sehen werden, die optimale Besiedelung des Babys mit dem Mikrobiom behindern.

Mangels qualifizierter groß angelegter Untersuchungen wissen wir noch nicht, ob die Verabreichung von synthetischem Oxytocin bei den Wehen oder bei der Geburt in anderer Hinsicht Einfluss auf die langfristige Gesundheit des Kindes haben kann oder nicht. Da einem hohen Prozentsatz der Frauen in Krankenhäusern irgendwann während der Wehen oder der Geburt *Pitocin* oder *Syntocinon* verabreicht wird, bleiben nur sehr wenige Frauen, denen *kein* synthetisches Oxytocin verabreicht wurde und die in dieser Hinsicht untersucht werden könnten.

Prof. Sue Carter zufolge kann es dafür aber auch andere Gründe geben. „Historisch gesehen waren Eingriffe bei der Geburt eine Seltenheit, aber inzwischen sind sie sehr verbreitet. Eine Langzeitstudie mit Menschen durchzuführen ist sehr kostspielig, da wir eine sich langsam entwickelnde Spezies sind. Wir müssen 20 Jahre warten, bis wir mehr oder weniger voll ausgewachsen sind. Aber ich fürchte, es gibt auch noch ein drittes Problem. Ich bin mir nicht sicher, ob wir die negativen Dinge wirklich wissen möchten, die sich aus den Eingriffen bei der Geburt ergeben, die wir vornehmen." Damit spricht Prof. Sue Carter einen sehr wichtigen Punkt an. Die potenziellen langfristigen Folgen der Verwendung von synthetischem Oxytocin bei der Geburt zu untersuchen könnte teuer sein und viel Zeit in Anspruch nehmen, aber es könnte auch unbequeme Wahrheiten über die potenziellen langfristigen Schäden zutage fördern, die Kindern zugefügt wurden, deren Müttern das synthetische Oxytocin vor vielen Jahrzehnten verabreicht wurde.

## Wie sehr der Anteil der Kaiserschnittgeburten gestiegen ist

Der Kaiserschnitt kann ein lebensrettender chirurgischer Eingriff sein. Viele Tausend Frauen und Babys, vielleicht sogar Millionen, würden heute nicht mehr leben, wäre das Baby nicht per Kaiserschnitt entbunden worden. Der Anteil der Kaiserschnittgeburten ist jedoch in einem solchen Maße gestiegen, dass dieser chirurgische Eingriff inzwischen relativ weit verbreitet ist, und zwar trotz der Tatsache, dass die Weltgesundheitsorganisation 2016 eine Erklärung herausgab, in der es hieß, dass ein Kaiserschnitt nur vorgenommen werden sollte, wenn dies medizinisch notwendig ist.[60]

Die rapide Zunahme von Kaiserschnittgeburten als Geburtsmethode wirft für viele Wissenschaftler Fragen auf, auch für Dr. Martin Blaser: „In den USA lag der Anteil von Kaiserschnittgeburten vor 20 Jahren bei 18 Prozent, jetzt sind es 32 Prozent. Somit stellt sich die Frage: Was war ausschlaggebend für diesen großen Anstieg? War er bei allen diesen Frauen notwendig? In manchen Kommunen in Schweden liegt der Anteil der Kaiserschnittgeburten nur bei 5 Prozent. Aber in anderen Teilen der Welt liegt er bei 50 Prozent oder darüber."

Die neueste vorliegende Statistik der Weltgesundheitsorganisation besagt:[61]

- In Großbritannien kommt etwa ein Viertel der Kinder per Kaiserschnitt zu Welt.
- In den USA und in Australien sind etwa ein Drittel aller Geburten Kaiserschnittgeburten.
- In Brasilien wird bei mehr als der Hälfte (55 Prozent) der Geburten ein Kaiserschnitt vorgenommen.

In privaten Krankenhäusern in Brasilien ist der Anteil sogar noch höher. Nach einer Erklärung des brasilianischen Gesundheitsministers Arthus Chioro von 2015 erfolgten 84 Prozent der Geburten in diesen Krankenhäusern per Kaiserschnitt.[62] Chioro erklärte: „Die Epidemie an Kaiserschnittgeburten, die wir heute in diesem Land erleben, ist inakzeptabel und es gibt keine andere Möglichkeit, als dies als ein Problem der öffentlichen Gesundheit zu behandeln."

Solche „epidemischen" Ausmaße sind in anderen Teilen der Welt natürlich nicht zu verzeichnen. In einigen afrikanischen Ländern südlich der Sahara fehlt zum Beispiel der Zugang zu Kaiserschnittoperationen. Frauen, die diese Operation dringend bräuchten, um ihr eigenes Leben oder das ihres Kindes zu retten, fehlt diese Möglichkeit. Dieser Faktor mag mit zu den hohen Sterblichkeitsraten von Müttern und Kindern bei der Geburt in manchen Entwicklungsländern beitragen.

## Warum Kaiserschnittgeburten so weit verbreitet sind

Durch die Fortschritte in Medizintechnologie und Medikation – Narkose, chirurgische Techniken und Verfahren, Bluttransfusionen, Antibiotika und Nahtmaterial – ist der Kaiserschnitt inzwischen sicherer als je zuvor und verbessert im Endergebnis die Situation für die Patientinnen.

Die Misgav-Ladach-Kaiserschnitt-Technik, bei der ein quer verlaufender Bauchschnitt von einer Seite zur anderen unterhalb der

Bikinilinie vorgenommen wird, hat einer wissenschaftlichen Veröffentlichung von 1999 zufolge „eine schnellere Genesung und einen geringeren Einsatz von Antibiotika, fiebersenkenden Medikamenten und Schmerzmitteln nach der Operation" ermöglicht. „Sie ist mit einer kürzeren Narkosezeit und einer kürzeren Arbeitszeit für das Operationsteam verbunden. Sie ist sowohl für Notoperationen als auch für geplante Operationen geeignet."[63]

Der Kaiserschnitt wird inzwischen als eine relativ sichere Alternative zur natürlichen Geburt wahrgenommen. Prof. Philip Steer, emeritierter Professor für Geburtshilfe, äußert die Vermutung: „Meine persönliche Meinung, warum der Anteil von Kaiserschnittgeburten seit der Zeit, als ich meinen Abschluss gemacht habe, immer weiter gestiegen ist, ist die, dass wir Kaiserschnittoperationen immer sicherer machen. Und weil sie sicherer sind, sinkt die Schwelle eines Risikos bei der Geburt, bei dem wir zum Kaiserschnitt greifen, immer mehr."

Viele Kaiserschnittoperationen, die in Industrieländern vorgenommen werden, finden bereits vor dem Einsetzen der Wehen statt. Die neueste für England vorliegende Statistik zeigt, dass über die Hälfte aller Kaiserschnittoperationen elektiv vorgenommen wurden (siehe S. 91). Einige davon, weil bei der Mutter oder dem Kind komplexe gesundheitliche Probleme vorlagen; andere, weil die Mutter sich von vornherein dafür entschieden hatte.

Viele Frauen mögen zwingende Gründe dafür haben, dass sie sich für eine Operation entscheiden, etwa auch Angst vor der natürlichen Geburt. Das Geburtshilfesystem in Großbritannien unterstützt überdies die Auffassung, dass eine Frau sich für einen Kaiserschnitt entscheiden kann. In den NICE-Richtlinien *(National Institute for Health and Care Excellence)* in Großbritannien, die 2011 veröffentlicht wurden, heißt es: „Für Frauen, die einen Kaiserschnitt verlangen, gilt: Wenn eine natürliche Geburt nach einem Gespräch und Unterstützungsangebot (einschließlich perinataler psychischer Unterstützung für Frauen mit Angst vor der Geburt) immer noch keine akzeptable Option darstellt, ist ein geplanter Kaiserschnitt anzubieten."[64]

Nachdem eine Frau schon einmal ein Kind per Kaiserschnitt zur Welt gebracht hat, wird der Arzt ihr bei einem weiteren Kind möglicherweise aufgrund des etwaigen Risikos von Komplikationen einen weiteren Kaiserschnitt empfehlen. Eine natürliche Geburt nach einem Kaiserschnitt ist aus medizinischer Sicht zwar möglich, ist jedoch in manchen Krankenhäusern nicht immer eine voll unterstützte oder realisierbare Option. Die Zunahme der Anzahl werdender Mütter, die als „Risikogruppe“ angesehen werden, und ein Umfeld, in dem Mediziner womöglich Angst vor einem Rechtsstreit haben, wenn sie nicht schnell genug einen Kaiserschnitt vornehmen, tragen womöglich zusätzlich zur Zunahme von Kaiserschnittgeburten bei.[65]

## Die Folgen einer Kaiserschnittgeburt für die langfristige Gesundheit des Kindes

Der Kaiserschnitt mag statistisch gesehen für die Mutter und das Kind ein relativ sicheres Verfahren sein. Aber Klinikern wie Dr. Philip Steer werden inzwischen zunehmend die potenziellen langfristigen Probleme bewusst, die mit der Kaiserschnittgeburt verbunden sind: „Bis vor Kurzem lag das Hauptaugenmerk beim Kaiserschnitt darauf, Schädigungen zu vermeiden, die mit einer schwierigen Geburt verbunden sein könnten, da das Baby bei einer schwierigen Entbindung vielleicht einem Sauerstoffmangel ausgesetzt ist. Das vorrangige Ziel beim Kaiserschnitt ist es, Babys in einem guten Zustand zur Welt zu bringen, und Geburtshelfer denken im Allgemeinen, wenn sie das Baby an den Neonatologen übergeben haben: 'So, damit habe ich meine Arbeit jetzt getan.' Inzwischen ist jedoch deutlich geworden, dass es einige Nachteile für das Baby hat, wenn es nicht auf dem Wege einer natürlichen Geburt zur Welt gekommen ist.“

Manche Nachteile einer Kaiserschnittgeburt beziehen sich auf die Änderungen bei der Besiedelung des Babys mit dem Mikrobiom oder Darmmikrobiom. Um zu veranschaulichen, wie das Baby die vielleicht entscheidende mikrobielle Exposition verpasst, mag es hilfreich sein zu beschreiben, was bei einem konventionellen Kaiserschnitt geschieht.

## Der Ablauf der Geburt bei einem Kaiserschnitt

In der Regel liegt die Mutter dabei auf einem OP-Tisch und als Sichtschutz wird der Operationsbereich, in dem der Bauchschnitt erfolgt, mit einem Tuch abgeschirmt. Recht oft ist dieses Tuch Teil des OP-Hemdes, das die Mutter anhat. In der Regel wird eine Periduralanästhesie durchgeführt; dabei wird an der Wirbelsäule eine narkotisierende Substanz injiziert, mit der der untere Teil des Körpers betäubt wird. Bei bestimmten Indikationen kann auch eine Vollnarkose erforderlich sein.

Der Arzt nimmt im unteren Bauchbereich, unterhalb der Schamhaargrenze, einen horizontalen Schnitt vor und öffnet die Bauchdecke Schicht für Schicht, um den unteren Teil der Gebärmutter freizulegen (den sogenannten Uterus). Dann wird ein weiterer Schnitt in der Gebärmutterwand vorgenommen. Dieser Schnitt erfolgt in der Regel horizontal, von einer Seite zur anderen; unter Umständen kann er jedoch auch vertikal, von oben nach unten, vorgenommen werden. Bei einem elektiven Kaiserschnitt ist das in der Fruchtblase eingehüllte Baby zu sehen, sobald der Schnitt erfolgt ist. Bei einem Notkaiserschnitt (der nur erfolgt, wenn bei den echten Wehen ein Problem aufgetreten ist) kann das Baby, wenn das Fruchtwasser bereits abgegangen ist, in der *geplatzten* Fruchtblase zu sehen sein.

Die Fruchtblase wird dann (gegebenenfalls) geöffnet und der Geburtshelfer zieht das Baby entweder mit den Händen oder mit einer Geburtszange aus der Gebärmutter. (Toni zufolge fühlte sich dies so an, als werde eine ganze Ladung nasser Wäsche aus einer Toplader-Waschmaschine herausgerissen.) Die Nabelschnur wird abgeklemmt und abgetrennt und damit ist das Kind unabhängig von seiner Mutter. An diesem Punkt ist es üblich, dass das Kind der Mutter schnell gezeigt wird, bevor ein Neonatologe oder eine Krankenschwester es übernimmt, um es zu untersuchen. Dabei wird das Baby vielleicht zu einem Reanimationstisch auf der anderen Seite des Kreißsaales gebracht. Dann wird das Baby üblicherweise gewaschen, gekennzeichnet, gewogen und in ein Handtuch gewickelt.

Unterdessen löst der Chirurg die Plazenta (Mutterkuchen) von der Gebärmutterwand und entfernt sie. Der Gebärmutterschnitt wird mit Stichen wieder geschlossen und anschließend wird auch die Bauchdecke geschlossen.

Der eigentliche Geburtsvorgang geht relativ schnell vonstatten: Vom ersten Schnitt bis zu dem Moment, da das Baby herausgeholt wird und das Licht der Welt erblickt, vergehen in der Regel nur rund fünf Minuten. Um die Gebärmutter und die Bauchdecke zu schließen, benötigt der Chirurg dann vielleicht noch 40 Minuten bis eine Stunde.

Während sie genäht wird, bekommt die Mutter normalerweise zum ersten Mal ihr Baby in den Arm, um es zu halten – oft etwa zehn Minuten, nachdem das Kind auf die Welt gekommen ist. Mancherorts wird das Baby dann möglicherweise auf eine Babystation gebracht, während die Mutter sich in einem separaten Zimmer erholen kann.

## Was ist mit der Besiedelung des Babys mit dem Mikrobiom beim Kaiserschnitt?

Da das Baby direkt aus dem Mutterleib herausgenommen wird, entfällt bei einem Kaiserschnitt der Weg durch den Geburtskanal, sodass das Baby wahrscheinlich nicht die volle Anzahl der vaginalen Mikrobiota, die reich an Laktobazillen ist, abbekommen hat, die es bei einer natürlichen Geburt erhalten hätte.

Dr. Maria Gloria Dominguez Bello, eine Mikrobiologin, die Pionierleistungen bei der Erforschung der Frage geleistet hat, inwieweit die Geburtsmethode Auswirkungen auf das Darmmikrobiom hat, sagt: „Die Leute glauben, dass Babys, die per Kaiserschnitt geboren werden, genauso wie die Babys sind, die auf dem Wege der natürlichen Geburt zur Welt gekommen sind. Aber mit den heute verfügbaren molekularbiologischen Methoden der Sequenzierung können wir sehen, dass den Babys, die per Kaiserschnitt geboren werden, die vaginale Mikrobiota fehlt, die diejenigen Babys haben, die auf natürlichem Wege durch den Geburtskanal zur Welt kommen."

Den Babys, die per Kaiserschnitt geboren wurden, fehlen jedoch nicht nur die vaginalen Mikroben. Sie sind beim Geburtsprozess wahrscheinlich auch nicht mit Spuren von Stuhl der Mutter in Kontakt gekommen, sodass sie nicht den Darmmikroben der Mutter ausgesetzt wurden. Bei einer Kaiserschnittgeburt verpasst das Baby also wahrscheinlich die spezielle Ladung an vaginalen und Darmmikroben der Mutter. Es sind die Mikroben, die als erste im Darm ankommen und den Grundstein für die Besiedelung des Darmmikrobioms legen sollten. Wie wir im nächsten Kapitel noch sehen werden, könnte die fehlende Exposition Auswirkungen auf die optimale Stärkung des Immunsystems des Kindes haben.

Bis zu dem Moment, in dem die Fruchtblase platzt, befindet sich das Baby in einer fast sterilen Umwelt. Sobald der Chirurg die Fruchtblase öffnet, wird das Baby von einem Schwall von Mikroben überflutet. Bei einer Kaiserschnittgeburt kommen die entscheidenden ersten Mikroben aus der Luft des Kreißsaals (nicht aus dem Geburtskanal), wie Dr. Dominguez Bello erkannte: „Wenn wir Babys innerhalb von Sekunden, nachdem sie geboren wurden, untersuchen, beobachten wir, dass sie Mikroben haben, die sie aus der Luft des OPs bekommen haben."

Das ist der Punkt, an dem die Hauptbesiedelung des per Kaiserschnitt geborenen Babys mit dem Mikrobiom beginnt. Sobald die Fruchtblase geöffnet ist, beginnen Mikroben aus der Luft die Haut des Babys zu besiedeln und dringen in Augen, Ohren, Nase und Mund des Babys ein.

Bei ihren Untersuchungen stellte Dr. Dominguez Bello fest, dass diese Mikroben aus der Luft von der Haut einer Person oder mehrerer

Personen im OP-Saal stammen. „Diese Hautmikroben stammen nicht von der Mutter“, sagt Dr. Dominguez Bello. „Die Mutter ist wahrscheinlich die am wenigsten wichtige Quelle. Sie stammen von einer anderen Person oder von mehreren anderen Personen im OP.“

Mit jedem physischen Kontakt erwirbt das Baby weitere Mikroben – als Ergebnis dessen, dass es untersucht, gewogen, gemessen, mit medizinischen Instrumenten und Hilfsmitteln behandelt und mit einem Handtuch abgewischt wird – und durch den Hautkontakt mit der Mutter oder dem Vater. Das Gleiche gilt natürlich auch für ein auf natürlichem Wege geborenes Baby. Der entscheidende Unterschied ist jedoch, dass bei einem per Kaiserschnitt geborenen Baby die vaginalen und Darmmikroben der Mutter bei der Ansiedelung des Darmmikrobioms nicht vorhanden sind.

Dr. Dominguez Bello fasst die Besiedelung des Babys mit dem Mikrobiom bei einer Kaiserschnittgeburt wie folgt zusammen: „Babys, die per Kaiserschnitt geboren werden, erwerben bei der Geburt nicht die vaginalen Mikroben, da sie den Geburtskanal nicht durchqueren. Sie erhalten jedoch eine Reihe von Hautbakterien, und zwar aus der Luft im OP.“

### *Gibt es einen Unterschied bei der mikrobiellen Exposition von Babys, die mit elektivem Kaiserschnitt geboren werden, im Vergleich zu Babys, die per Notkaiserschnitt zur Welt kommen?*

Die einfache Antwort auf diese Frage lautet wahrscheinlich: Ja. Die bisher vorliegenden Untersuchungen über den genauen Unterschied bei der mikrobiellen Exposition sind jedoch begrenzt. Ob das Baby bei der Geburt den vaginalen Mikroben der Mutter ausgesetzt wird oder nicht, hängt davon ab, ob die Fruchtblase geplatzt ist und ob das Baby vor dem Kaiserschnitt bereits in den Geburtskanal gelangt ist.

Wenn die Fruchtblase früh platzt und wenn der Muttermund voll geöffnet ist und die Frau einige Zeit in der zweiten Geburtsphase, der Austreibungsphase, (mit dem Baby im Geburtskanal) gewesen ist, bevor ein Notkaiserschnitt vorgenommen werden muss, könnte das

Baby, während es im Geburtskanal war, zum Teil den vaginalen Mikroben der Mutter ausgesetzt gewesen sein, selbst wenn die Geburtsmethode dann geändert wurde.

Im Folgenden beschreiben wir zwei Beispiele, die veranschaulichen, wie sich wahrscheinlich die mikrobielle Exposition von Babys unterscheidet, die per Kaiserschnitt mit oder ohne Wehen geboren werden:

*1. Kaiserschnittgeburt mit Wehen*

Die Fruchtblase der Mutter platzt irgendwann während der echten Wehen und die Wehen schreiten weiter fort, bis der Muttermund ganz erweitert ist. Die Mutter spürt den Drang zu pressen und das Baby bewegt sich durch den Geburtskanal. Es ist das erste Kind der Mutter und die zweite Phase nimmt eine gewisse Zeit in Anspruch, vielleicht mehr als eine Stunde. Die Mutter probiert verschiedene Stellungen aus, damit die Wehen weiter fortschreiten. Der Geburtshelfer fängt an, sich zu sorgen, dass das Baby in Gefahr ist, und schlägt einen Notkaiserschnitt vor, der dann vorgenommen wird. Bei diesem Beispiel ist es absolut einsichtig, davon auszugehen, dass das Baby den vaginalen Mikroben der Mutter im Geburtskanal zum Teil ausgesetzt ist, bevor es per Kaiserschnitt geboren wird

*2. Elektiver Kaiserschnitt (auch bekannt als Kaiserschnitt ohne medizinische Indikation oder Kaiserschnitt auf Verlangen der Mutter) – ein Beispiel für Kaiserschnittgeburt ohne Wehen*

Er wird für gewöhnlich vorgenommen, bevor die Wehen einsetzen, vielleicht sogar vor dem berechneten Geburtstermin. Zu dem Zeitpunkt, an dem die Frau operiert wird, ist die Fruchtblase noch nicht geplatzt, sondern noch intakt. In diesem Fall können wir davon ausgehen, dass das Baby, das bis zum Zeitpunkt der Geburt in einer nahezu sterilen Umwelt geblieben ist, bei der Geburt den vaginalen oder Darmmikroben der Mutter nicht ausgesetzt wird.

Es gibt natürlich noch ein drittes Szenario – ein Kaiserschnitt mit Wehen, wobei die Frau allerdings operiert wird, *bevor* die Fruchtblase geplatzt ist. Es liegen nur wenige Untersuchungen vor, auf die wir hier zurückgreifen können. Wir können jedoch davon ausgehen, dass –

wenn das Baby nicht in den Geburtskanal gelangt und die Fruchtblase nicht geplatzt ist, bevor der Kaiserschnitt vorgenommen wird – es den vaginalen oder Darmmikroben der Mutter nicht ausgesetzt ist.

Wir brauchen sicherlich noch mehr Untersuchungen dazu; die derzeit vorliegenden weisen allerdings darauf hin, dass per Kaiserschnitt geborene Babys ein im Vergleich zu Babys, die auf natürlichem Wege geboren werden, verändertes Mikrobiom haben. Bei jedem Kaiserschnitt ist davon auszugehen, dass das Baby wahrscheinlich nicht in dem Maße wie bei einer natürlichen Geburt die vaginalen und Darmmikroben der Mutter erhalten hat. Aber nicht nur das. Die Tatsache, dass die ersten Mikroben, die in den Darm des Babys gelangen und das Darmmikrobiom ansiedeln, wahrscheinlich nicht vom vaginalen oder fäkalen Mikrobiom der Mutter stammen, könnte Auswirkungen auf die Stärkung des Immunsystems des Kindes haben, mit entsprechenden Konsequenzen für seine langfristige Gesundheit.

### *Welche Unterschiede gibt es zwischen den mikrobiellen Arten auf einem Kaiserschnittbaby im Vergleich zu denen eines natürlich geborenen Babys?*

Beim überwiegenden Teil der veröffentlichten Forschungsergebnisse ist der Fokus allgemein auf den Vergleich zwischen dem Mikrobiom eines Kindes, das auf natürlichem Wege geboren wurde, und dem Mikrobiom eines per Kaiserschnitt geborenen Kindes gerichtet. Bei der Geburt wird im Wesentlichen zwischen zwei Geburtsmethoden unterschieden: der natürlichen Geburt und der Geburt per Kaiserschnitt.

Manchmal berücksichtigt die Forschung neben der Geburtsmethode auch, wie das Baby ernährt wird, das heißt, ob es gestillt wird oder Flaschennahrung (Formulanahrung) erhält. Daraus ergeben sich vier mögliche Szenarien:

- Natürliche Geburt – gestillt
- Natürliche Geburt – mit Flaschennahrung ernährt
- Kaiserschnittgeburt – gestillt
- Kaiserschnittgeburt – mit Flaschennahrung ernährt

Bei den meisten aktuell vorliegenden Untersuchungsergebnissen werden die Begleitumstände der Geburt kaum erwähnt. So wissen wir zum Beispiel bei einer natürlichen Geburt oft nicht, ob das Kind zu Hause, im Geburtshaus oder in einem Krankenhaus geboren wurde; wann (und ob) die Fruchtblase der Mutter geplatzt war; wenn ja, ob die Mutter eine Wassergeburt hatte; ob ihr unmittelbar vor der Geburt Antibiotika verabreicht wurden (ob sie zum Beispiel positiv auf Streptokokken der Gruppe B getestet wurde). Bei einer Kaiserschnittgeburt wissen wir selten, ob es sich um einen elektiven Kaiserschnitt oder um eine Notoperation gehandelt hat; ob der Mutter vor dem Eingriff Antibiotika verabreicht wurden; ob und wann die Fruchtblase geplatzt war; ob die Frau vor dem Eingriff echte Wehen hatte oder nicht und welche medizinischen Eingriffe erfolgt sind, bevor die Wehen einsetzten. Alle diese Faktoren können sowohl bei der natürlichen Geburt als auch bei der Kaiserschnittgeburt Einfluss auf die Besiedelung des Babys mit dem Mikrobiom haben.

Die Forschung wird in Zukunft den Fokus mehr auf die einzelnen Puzzleteile bei der Geburt richten, sodass wir ein genaueres Bild erhalten werden, inwieweit die Geburtsmethode Einfluss auf die Besiedelung des Babys mit dem Mikrobiom hat. Im Moment liegen uns jedoch noch zu wenige Untersuchungsergebnisse vor, sodass wir noch keine Antworten geben können.

Dr. Dominguez Bello erklärt zum Mikrobiom bei Neugeborenen: „Babys, die auf dem Wege der natürlichen Geburt zur Welt kommen, haben meist Bakterien wie Laktobazillen und auch Bifidobakterien“, die zu den sogenannten anaeroben Bakterien gehören, die ohne Sauerstoff leben können.[66] Babys, die per Kaiserschnitt geboren werden, haben demgegenüber ein Mikrobiom, das mehr „Streptokokken und Staphylokokken“ enthält. Dies sind überwiegend aerobe Bakterien (die also Sauerstoff benötigen, um zu leben), in der Regel von der menschlichen Haut, die sich von den bakteriellen Gemeinschaften, die unter den vaginalen Bakterien zu finden sind, sehr unterscheiden.“

Diese wegweisenden Forschungsergebnisse von Dr. Dominguez Bello sind aus unserer Sicht ganz einfach wie folgt veranschaulichend zusammenzufassen:

NATÜRLICHE GEBURT:
Mehr Laktobazillen und Bifidobakterien
KAISERSCHNITTGEBURT:
Mehr Streptokokken sowie Staphylokokken

Auch bei der kanadischen Geburtskohortenstudie CHILD *(Canadian Healthy Infant Longitudinal Development)* stellte das Forscherteam unter der Leitung von Prof. Anita Kozyrskyj fest, dass es abhängig von der Geburtsmethode einen Unterschied beim bakteriellen Fußabdruck gab.[67] „Als wir bei unserer Pilotstudie Säuglinge im Alter von drei oder vier Monaten miteinander verglichen, die per Kaiserschnitt oder auf dem Wege einer natürlichen Geburt zur Welt gekommen waren, stellten wir fest, dass bei den per Kaiserschnitt geborenen Kindern der Anteil der Bakteriengattung Bacteroides definitiv geringer war. Auch im Alter von einem Jahr war er noch geringer, aber nicht mehr so dramatisch", erklärte Dr. Kozyrskyj.

## Welche Auswirkungen haben Antibiotika auf das Mikrobiom des Babys?

Die Situation in Bezug auf potenzielle Veränderungen beim Darmmikrobiom wird weiter kompliziert, wenn die Mutter während der Schwangerschaft, bei den Wehen oder der Geburt Antiobiotika erhält. Ein Grund für die Verabreichung von Antibiotika ist oft, dem Risiko einer Infektion des Babys durch Streptokokken der Gruppe B, auch B-Streptokokken genannt, entgegenzuwirken.

***Was sind Streptokokken der Gruppe B?***

Streptokokken der Gruppe B sind verbreitet vorkommende Bakterien. In Großbritannien sind sie im Mikrobiom von 20 bis 30 Prozent der Erwachsenen (Männer wie Frauen) vorhanden. Bei 22 Prozent der schwangeren Frauen sind sie im vaginalen Mikrobiom zu finden.[68]

Bei den meisten Babys, die bei einer natürlichen Geburt B-Streptokokken ausgesetzt wurden, sind zwar keine Nebenwirkungen festgestellt worden, aber dennoch besteht ein erhebliches Risiko, dass ein Neugeborenes eine Infektion durch B-Streptokokken entwickeln könnte. Dies ist eine schwere Krankheit, da eine Infektion durch B-Streptokokken zu Meningitis (Hirnhautentzündung), Lungenentzündung oder Sepsis (Blutvergiftung) führen kann. In Großbritannien entwickelt etwa eins von 2000 Babys kurz nach der Geburt eine Infektion durch B-Streptokokken. Und etwa eins von zehn dieser Babys stirbt infolge der Infektion.[69]

Der nationale Gesundheitsdienst in Großbritannien verfolgt einen „risikobasierten Ansatz“ gegenüber Streptokokken der Gruppe B, das heißt, dass werdende Mütter nicht routinemäßig auf B-Streptokokken getestet werden, obwohl die Infektion durch eine Urinprobe oder einen Vaginalabstrich einfach festgestellt werden könnte. Es gibt bestimmte Risikofaktoren, auf die Hebammen und Ärzte achten, um Frauen, die gefährdet sind, auszumachen. Zu diesen Faktoren gehören etwa, ob sie vorher schon einmal ein Baby mit einer Infektion durch B-Streptokokken hatten, ob die Wehen vorzeitig einsetzen, ob sie bei den Wehen eine Temperatur von über 37,8°C haben, und ob die Fruchtblase mehr als 18 Stunden vor der Geburt platzt. All dies sind gängige Indikatoren.[73] Wenn einer oder mehrere dieser Risikofaktoren bei einer Mutter zutreffen, verordnet der Arzt ihr möglicherweise Antibiotika, die entweder beim Platzen der Fruchtblase oder beim Einsetzen der Geburt verabreicht werden (je nachdem, was zuerst eintritt).

In den USA verfolgen die Ärzte demgegenüber einen „universellen Ansatz“. Das heißt, dass *alle* schwangeren Frauen in der 35. bis 37. Woche auf B-Streptokokken untersucht werden. Diejenigen, die positiv getestet werden, nehmen dann während der Wehen Antibiotika.[70]

## Was sind die Konsequenzen einer Verabreichung von Antibiotika beim Kaiserschnitt?

Jede Operation ist mit dem Risiko einer Infektion verbunden. Es ist unter Ärzten eine weit verbreitete Praxis, Müttern vor einem Kaiserschnitt Antibiotika zu verabreichen, um das Risiko einer Infektion durch die Operation zu reduzieren. Dr. Maria Gloria Dominguez Bello geht in ihren Untersuchungsergebnissen über die Auswirkungen von Kaiserschnittgeburten auf das Mikrobiom darauf ein: „Beim Kaiserschnitt sind auch Antibiotika mit im Spiel. Der Mutter wird vor der Geburt ein Gramm Penicillin verabreicht; das hat Auswirkungen auf ihre Mikrobiota. Und bei der Geburt bekommt das Baby dann diese Mikroben, die durch die Antibiotika beeinträchtigt worden sind.“

## Was lernen wir aus der Analyse dieser Auswirkungen?

Prof. Kozyrskyj und ihre Kollegen haben kürzlich im Rahmen der CHILD-Studie neue Forschungsergebnisse über die Verabreichung von Antibiotika an die Mutter und deren Auswirkungen auf das Darmmikrobiom des Säuglings veröffentlicht (siehe S. 190–201). Dabei wurden die Auswirkungen bei 200 Säuglingen in Kanada untersucht, die zwischen 2010 und 2012 geboren wurden. Die Forscher stellten fest, dass 21 Prozent der werdenden Mütter Antibiotika erhalten hatten, weil bei ihnen ein höheres Risiko einer Infektion mit B-Streptokokken bestand oder weil ein vorzeitiger Blasensprung aufgetreten war. Weitere 23 Prozent der Mütter erhielten Antibiotika, weil bei ihnen entweder ein elektiver Kaiserschnitt oder ein Notkaiserschnitt vorgenommen wurde. Das heißt, dass einem beachtlichen Anteil der werdenden Mütter in Kanada zwischen 2010 und 2012 in der Zeit um die Wehen und die Geburt Antibiotika verabreicht wurden.

Die Forscher stellten fest, dass sich das Darmmikrobiom des Säuglings in Relation zu den während der Geburt verabreichten Antibiotika veränderte. Bei allen Säuglingen, egal, ob sie auf dem Wege einer natürlichen Geburt oder per Kaiserschnitt zur Welt gekommen waren, wurde im Alter von drei Monaten ein erheblich verändertes Mikrobiom festgestellt im Vergleich zu dem von Babys, deren Mütter *keine* Antibiotika bekommen hatten. In Bezug auf die einzelnen Bakterien wurde beim Mikrobiom der Säuglinge, die bei der Geburt Antibiotika ausgesetzt waren, im Alter von drei Monaten festgestellt, dass sie weniger Bakterien der Gattung *Bacteroides* und *Parabacteroides* aufwiesen (die für zahlreiche Stoffwechselaktivitäten wichtig sind und vor Krankheitserregern schützen können)[72] und mehr Enterokokken (Milchsäurebakterien, die als menschliche Krankheitserreger mit einer hochgradig intrinsischen Antibiotikaresistenz bekannt sind)[73] sowie Clostridien. Die Forscher stellten fest, dass diese Unterschiede bis zu zwölf Monate bei Babys anhielten, die per Kaiserschnitt geboren worden waren, insbesondere bei den Babys, die nicht gestillt wurden.

Prof. Kozyrskyj und ihre Kollegen folgern aus ihren Untersuchungen, dass „die Verabreichung bei Antibiotika während der Geburt beim Kaiserschnitt und der natürlichen Geburt mit einer Dysbiose (Ungleichgewicht) in der Darm-Mikrobiota der Säuglinge verbunden ist, wobei einige dieser Auswirkungen durch Stillen verändert werden. Weitere Forschungen werden die gesundheitlichen Folgen dieser Verbindungen untersuchen.“

Eine „Dysbiose“ in der Darm-Mikrobiota eines Säuglings im Zusammenhang mit der Verabreichung von Antibiotika an die Mutter bedeutet, dass das Darmmikrobiom des Säuglings im „Ungleichgewicht“ ist. Mit anderen Worten, bestimmte Bakterienarten, die da wären, wenn keine Antibiotika verabreicht worden wären, fehlen oder sind nicht in optimalen Mengen vorhanden. Dies kann bedeuten, dass von einer Art zu viele und von einer anderen zu wenige vorhanden sind.

*Empfehlung für werdende Mütter:* Sprechen Sie mit Ihrem Arzt immer über die Vorteile und Risiken, die mit der Verabreichung von Antibiotika in der Schwangerschaft, bei den Wehen und der Geburt verbunden sind!

## Warum ist ein verändertes Darmmikrobiom bei einem Säugling von Bedeutung?

Da die Unterschiede zwischen den jeweiligen Mikrobiomen (auf der einen Seite von Babys mit einer natürlichen Geburt – auf der anderen Seite von Babys, die per Kaiserschnitt zur Welt gekommen sind, oder einerseits von Babys, deren Müttern Antibiotika verabreicht wurden – andererseits von Babys, deren Mütter keine Antibiotika bekommen haben, oder zum einen von Babys, die gestillt wurden – zum anderen von jenen, die Formulanahrung bekommen haben) mit zunehmendem Lebensalter abnehmen, könnte ein skeptischer Beobachter die Ähnlichkeiten der Profile ihrer Mikrobiota als Erwachsene sehen und denken: „Nun, ihre bakteriellen Profile sehen jetzt ziemlich gleich aus, was ist also das Problem?“

Das ist eine gute Frage. Was genau ist das Problem bei einem veränderten Darmmikrobiom eines Säuglings in den ersten zwölf Monaten, wenn diese Unterschiede auf Dauer nicht bestehen bleiben? Warum ist die anfängliche Abweichung von Bedeutung?

Dr. Kozyrskyj geht davon aus, dass der mikrobielle „Fußabdruck“ des Säuglings sich mit der Zeit verändert: Das bakterielle Profil des Säuglings bei der Geburt unterscheidet sich von dem Profil ein paar Wochen später, welches sich wiederum von demjenigen einige Monate später unterscheidet, das dann wiederum anders ist als sein Profil nach einem Jahr. Das Darmmikrobiom des Säuglings entwickelt sich ihres Erachtens nach einem bestimmten „fortlaufenden“ Muster: „Die Entwicklung des Darmmikrobioms des Säuglings findet fortlaufend, aufeinanderfolgend statt. Da sind die grundlegenden Bakterien, die den Grundstein für die Besiedelung mit den nächsten Bakterien legen. Die nächsten Bakterien, die den Darm besiedeln, sind diejenigen, die wir als Erwachsene haben. Die Gattung *Bacteroides* gehört dann zu den Bakterien, die den Darm als nächste besiedeln."

Dabei geht es nicht um die Fülle oder die mangelnde Fülle einer bestimmten Bakterienart zu einem bestimmten Zeitpunkt im frühen Leben eines Säuglings, die von Bedeutung ist. Es geht um das Muster der Besiedelung im Laufe des ersten Lebensjahres des Babys. „Ich glaube nicht, dass es damit getan ist, einfach zu sagen: ‚Der Fußabdruck im Alter von drei Monaten ist wichtig' oder 'Der Fußabdruck im Alter von einem Jahr ist wichtig'", meint Dr. Kozyrskyj. „Unserer Meinung nach, meiner Meinung nach und nach derjenigen meiner Kollegen, ist es das Muster im Laufe des ersten Lebensjahres."

Dies spricht dafür, dass im Rahmen des gesamten Besiedelungsmusters bestimmte Bakterien zu einem bestimmten Zeitpunkt in einer bestimmten Reihenfolge im Darmtrakt ankommen sollten. Mit „sollten" meinen wir, dass dies von der Natur so vorgesehen ist. Wir wissen, dass davon ausgegangen wird, dass die ersten Bakterien, die im Darmmikrobiom ankommen sollen, entscheidend für die optimale Stärkung des Immunsystems des Babys sind.

Ein Kaiserschnitt, die Verabreichung von Antibiotika an die Mutter und sogar Formulanahrung könnten dieses gesamte Muster der fortlaufenden, aufeinander aufbauenden Besiedelung direkt ab dem Moment der Geburt unterbrechen oder stören. Die nächste Frage muss deshalb lauten: Könnte dies Konsequenzen für die Gesundheit des Kindes in seinem späteren Leben haben?

Dr. Kozyrskyj und ihre Kollegen sind derzeit noch dabei zu untersuchen, ob es eine potenzielle Verbindung zwischen der Störung der fortlaufenden, aufeinander aufbauenden mikrobiellen Muster in den ersten zwölf Lebensmonaten eines Babys und der Entwicklung bestimmter Gesundheitsprobleme gibt, etwa Allergien. Sie veröffentlichten unlängst eine Arbeit, die sich mit der Verbindung zwischen den Besiedelungsmustern des Darmmikrobioms von Säuglingen und der

Entwicklung von Nahrungsmittelallergien im Laufe des ersten Lebensjahres beschäftigt.[74] Die an der CHILD-Studie beteiligten Forscher kamen zu dem Schluss: „Eine geringe Vielfalt der Darmmikrobiota und ein erhöhtes Verhältnis von Enterobakterien / *Bacteroidaceae* im frühen Säuglingsalter gehen mit einer anschließenden Allergisierung gegenüber Nahrungsmitteln einher. Dies lässt darauf schließen, dass die frühe Besiedelung des Darms zur Entwicklung von atopischen Erkrankungen, etwa Nahrungsmittelallergien, beitragen kann."

Als Antwort auf die Frage, ob eine Störung der mikrobiellen Muster gesundheitliche Konsequenzen im späteren Leben haben könnte, lässt diese Publikation darauf schließen, dass dem so sein kann. Wenn bestimmte Bakterien zu einem bestimmten Zeitpunkt in einer bestimmten Reihenfolge im Darmtrakt ankommen sollen, kann jede Störung dieses Musters sehr wohl ein Faktor sein, der dazu beiträgt, dass ein Kind anfälliger für die Entwicklung von Nahrungsmittelallergien ist.

(Falls Sie mehr über die Forschungsarbeiten und Erkenntnisse von Dr. Kozyrskyj und ihrem Team im Rahmen der CHILD-Studie erfahren möchten, finden Sie die Abschrift des gesamten Interviews auf den Seiten 190–201.)

## Was Sie tun können, wenn ein Kaiserschnitt notwendig ist

Als wir erfuhren, dass einem per Kaiserschnitt geborenen Baby möglicherweise bestimmte Arten von Mikroben fehlen, die es bei einer natürlichen Geburt bekommen hätte, und dass dies ein Leben lang Konsequenzen für das Immunsystem haben könnte, haben wir natürlich sofort an die Umstände der Kaiserschnittgeburt unserer Tochter zurückgedacht.

Nach vier fehlgeschlagenen Geburtseinleitungen wurde bei Toni ein Kaiserschnitt vorgenommen. Bei jeder Einleitung setzten bei Toni

Kontraktionen ein, aber keine richtigen Wehen. Bei jedem Versuch begann sich der Muttermund zu öffnen, aber dann kamen die Wehen wieder zum Stillstand. Die Fruchtblase platzte nicht, was vermuten lässt, dass unser Kind wahrscheinlich keinen vaginalen Mikroben ausgesetzt wurde.

Wir haben das Darmmikrobiom unserer Tochter nie entschlüsseln lassen, sodass wir nicht wissen, ob ihr mikrobieller Fußabdruck immer noch die Umstände ihrer Geburt widerspiegelt.

Hätten wir damals das gewusst, was wir heute wissen, dann hätten wir eine Liste von Dinge in unsere Geburtsplanung mit aufgenommen, um Vorkehrungen für die mikrobielle Exposition zu treffen, falls ein Kaiserschnitt notwendig werden sollte. Auf dieser Liste hätte auch gestanden, dass wir darum gebeten hätten, das Tuch, das während des Eingriffs den Operationsbereich abschirmt, im Augenblick der Geburt wegzunehmen, damit das Baby Toni direkt auf die Brust gelegt werden könnte und es sofortigen Hautkontakt hätte, und dass Toni von diesem Moment an ausschließlich stillen würde. Wäre Tonis vaginales Mikrobiom während der Schwangerschaft untersucht und in Bezug auf Krankheitserreger negativ getestet worden, hätten wir vielleicht auch ein *Vaginal Seeding* erwogen. (Beim *Vaginal Seeding* werden Kaiserschnittbabys mit dem Scheidensekret der Mutter eingerieben.) Dieses bei elektiven Kaiserschnittgeburten nach strikten Leitlinien eingesetzte Verfahren wird derzeit von Dr. Dominguez Bello untersucht.

Vieles von dieser Liste wäre möglich gewesen dank einer neuen Art von „frauenzentriertem“ Kaiserschnitt, der inzwischen in manchen progressiven Krankenhäusern in Großbritannien und in einigen anderen Teilen der Welt, unter anderem in den USA, angeboten wird.[75]

Die Operationsmethode, mitunter auch „natürlicher Kaiserschnitt“ oder „sanfter Kaiserschnitt“ genannt, beinhaltet kleine, aber wesentliche Änderungen gegenüber dem traditionellen Kaiserschnitt. Dazu gehören kleine Änderungen in der Vorgehensweise, zusätzliches

Personal (zum Beispiel eine zusätzliche Krankenschwester oder ein zusätzliches Mitglied des Geburtshelferteams) und das Anlegen der Tropfinfusion an die nichtdominante Hand der Mutter, damit sie das Baby leichter halten kann.

## Die Vorteile von Hautkontakt nach dem Kaiserschnitt

Philip Steer, Prof. emeritus für Geburtshilfe, sagt: „In der aufgeklärten Geburtshilfepraxis ist es ganz normal, dass das Baby, sobald es aus dem Bauch herausgeholt wurde, der Mutter direkt übergeben wird, damit die beiden Hautkontakt haben können."

Der Hautkontakt unterstützt nicht nur die Bindung zwischen Mutter und Kind, sondern ermöglicht auch die wichtige Übertragung von Hautmikroben zwischen ihnen und trägt mit zu einem erfolgreichen Stillen bei. Sofern weder bei der Mutter noch beim Kind ein medizinischer Notfall vorliegt, muss die Mutter eigentlich überhaupt nicht von ihrem Kind getrennt werden. Man kann die Nabelschnur, bevor sie abgetrennt wird, erst auspulsieren und das Baby während dieser Zeit auf der Brust der Mutter liegen lassen. Dies gilt natürlich sowohl für Kaiserschnittgeburten als auch für Babys, die auf dem Wege der natürlichen Geburt zur Welt kommen.

Sofern die Mutter wegen eines medizinischen Notfalls keinen direkten Hautkontakt haben kann (sei es nach einer natürlichen Geburt oder einem Kaiserschnitt), könnte das Baby mit dem Vater oder einem anderen engen Familienangehörigen Hautkontakt haben. Wir haben nur wenige wissenschaftliche Untersuchungen bezüglich der mikrobiellen Übertragung, auf die wir dabei zurückgreifen können. Es ist jedoch zu vermuten, dass dies nützlich wäre. Die Mikroben vom biologischen Vater oder einem engen Familienmitglied sind buchstäblich die, mit denen das Baby verwandt ist, und es sind die Mikroben, die das Kind überall um sich herum haben wird, wenn es nach Hause kommt.

Der Hautkontakt zwischen dem Neugeborenen und jemand anderem als der Mutter könnte jedoch auch noch weitere emotionale und psychische Vorteile haben, wie Prof. Lesley Page es in einer bewegenden Geschichte beschreibt: „Ich erinnere mich an ein wirklich reizendes junges Paar. Sie kamen aus Indien und lebten in Großbritannien. Bei der Mutter wurde ein Notkaiserschnitt vorgenommen. Nach dem Kaiserschnitt war sie einfach sehr benommen. Ich schaute den Vater an, der irgendwie nicht wusste, was er tun sollte, und sagte zu ihm: ‚Können Sie das Baby an ihre Haut halten?' Er hob seine OP-Bekleidung hoch und legte das Baby an seine Brust. Ich bat ihn dann, das Baby an sein Herz zu legen. Er strahlte über das ganze Gesicht. Und ich hatte das Gefühl, dies müsse einen Unterschied für die künftige Beziehung zwischen diesem Vater und dem Kind gemacht haben."

## Die Vorteile des Stillens nach einem Kaiserschnitt

In Kapital 3 haben wir erfahren, dass das Baby durch die Muttermilch mit Nährstoffen, Antikörpern, Antiphlogistika (entzündungshemmenden Komponenten), Immunkomponenten, Hormonen, Präbiotika und bestimmten Mikrobenstämmen versorgt wird. Dies könnte besonders nutzbringend sein für Babys, die per Kaiserschnitt geboren werden.

In dem im Rahmen der CHILD-Studie über die Auswirkungen der Verabreichung von Antibiotika an die Mutter veröffentlichten Beitrag sprechen die Forscher den Punkt an, dass Stillen einige der Effekte der Dysbiose verändert, die mit der Verabreichung von Antibiotika während der Wehen und der Geburt verbunden sind.[71] „Unsere Ergebnisse zeigen somit den nutzbringenden Effekt des Stillens nach einem Notkaiserschnitt, um ein Mikrobiota-Profil nach dem Abstillen zu fördern, das mit dem Profil der auf dem Wege einer natürlichen Geburt zur Welt gekommenen Säuglinge vergleichbar ist, die keiner mütterlichen perioperativen Antibiotikaprophylaxe ausgesetzt waren."

(Perioperative Antibiotikaprophylaxe bedeutet Verabreichung von Antibiotika im zeitlichen Umfeld des operativen Eingriffs, also der Wehen und der Geburt, zur Prävention von Infektionen.) Ihre Forschungsergebnisse zeigen klar die nutzbringenden Effekte des Stillens für das Mikrobiom des Säuglings, insbesondere bei Kaiserschnittgeburten.

Prof. Sue Carter erklärt: „Das Stillen des Babys ist einer der Schutzmechanismen des Körpers. Die Laktation (Milchabsonderung) ist meines Erachtens eine Art Versicherung, auf die man nach jeder Art von Geburt zurückgreifen kann. Bei einem Kaiserschnitt ist es allerdings schwieriger. Indem wir den Anteil von Kaiserschnittgeburten in die Höhe schnellen lassen, machen wir es für die Frauen schwieriger, Milch abzusondern. Und das ist bedauerlich, weil die Laktation ihre Zusatzversicherung für das Neugeborene ist."

Würde bei *allen* Babys dafür gesorgt, dass sie sofort Hautkontakt mit der Mutter und dem Vater haben, verbunden mit zusätzlicher Unterstützung für das Stillen, und würde dies wie bei natürlichen Geburten ebenso bei allen Kaiserschnittgeburten gewährleistet, so würden wir wahrscheinlich eine Zunahme des Anteils der Mütter, die stillen, erleben, wobei den Säuglingen dann überdies auch die mikrobiellen Vorteile zugute kämen. Und das würde möglicherweise wiederum die lebenslange Gesundheit der Kinder erheblich verbessern.

## *Vaginal Seeding* – was ist das?

Dr. Maria Gloria Dominguez Bello forscht derzeit an einer wegweisenden Vaginal-Seeding-Methode. (*Vaginal Seeding* wird auch als vaginale Impfung bezeichnet.) Wäre sie damals schon verfügbar gewesen, dann wäre sie sicher bei der Geburt unserer Tochter in Tonis Geburtsplanung vorgekommen, sofern ihr vaginales Mikrobiom negativ auf Krankheitserreger getestet worden wäre und sie die Kriterien nach den strengen Verfahrensrichtlinien von Dr. Dominguez

Bellos Forschungsprojekt erfüllt hätte. Die Methode ist eine Antwort auf ein von Philip Steer beschriebenes Problem: „Ich halte ziemlich viele Vorträge über Kaiserschnitt und ich spreche dabei häufig das Thema Mikrobiom und dessen Bedeutung für die künftige Entwicklung des Babys an. Ich glaube, dass wir wahrscheinlich Methoden finden werden, indem wir zum Beispiel eine Auswahl der Bakterien der Mutter nehmen und sie dem Baby künstlich so zuführen, dass wir dabei den natürlichen Prozess nachahmen."

Ziel der Vaginal-Seeding-Methode ist es, die Besiedelung des Kaiserschnittbabys mit dem Mikrobiom aus den vaginalen Mikroben der Mutter künstlich vorzunehmen. Dabei wird das Gesicht des Kindes mit einem mit Vaginalsekret der Mutter getränkten Tupfer abgewischt. „Für den Fall, dass ein Kaiserschnitt medizinisch *notwendig* wird, haben wir überlegt, was wir tun können, um dem Baby zu den gleichen Voraussetzungen wie bei einer natürlichen Geburt zu verhelfen. Und es klingt sehr logisch: Die Idee ist, wenn das Baby per Kaiserschnitt geboren werden muss, dass wir es dann per Kaiserschnitt auf die Welt holen und ihm danach das Vaginalsekret der Mutter zukommen lassen."

Bisher hat Dr. Dominguez Bello ihre Untersuchungen in Puerto Rico, Ecuador, Bolivien und Chile durchgeführt. Vor Kurzem hat sie die Genehmigung erhalten, in anderen Ländern weitere Untersuchungen dazu durchzuführen, unter anderem in Schweden und den USA, wobei in diesen Ländern andere Teams im Rahmen des Forschungsprojektes mitwirken.

Wir befinden uns beim Monitoring der Auswirkungen von *Vaginal Seeding* jedoch noch in einer frühen Phase und derzeit werden in der Kohortenstudie nur Babys berücksichtigt, die per elektivem Kaiserschnitt geboren wurden und deren Mütter sorgfältig untersucht worden sind, um sicherzugehen, dass ihre Vagina vorher gesund war.

## Was geschieht beim *Vaginal Seeding* und was sind die Ergebnisse?

Unmittelbar vor dem operativen Eingriff wird ein tamponähnlicher Tupfer in die Vagina der Mutter eingeführt, dann wieder herausgenommen und in eine sterile Schale gelegt. Anschließend wird der Kaiserschnitt vorgenommen, und sobald das Kind zur Welt gebracht wurde, wird mit dem Tupfer zuerst über den Mund des Säuglings, dann über den Rest seines Gesichtes und über den Körper gewischt.

Dr. Dominguez Bello ist derzeit dabei, die ersten vorliegenden Ergebnisse zu analysieren: „Wir werden die Daten aus den ersten Monaten veröffentlichen, um zu zeigen, dass das Prinzip funktioniert. Wir beobachten diese Säuglinge ein Jahr lang und sind nach wie vor dabei, weitere zu rekrutieren. Bisher haben wir bei den Säuglingen, die wir ‚geimpft' haben, überhaupt keinerlei gesundheitliche Probleme festgestellt. In zwei oder drei Jahren werden wir eine größere Veröffentlichung herausgeben, die noch mehr beinhalten und auch Daten über die Gesundheit der Säuglinge enthalten wird."

Angesichts dessen, dass sich dieses Forschungsprojekt in einer sehr frühen Phase befindet, ist sicher eine gewisse Zurückhaltung geboten. Die vorläufigen Ergebnisse sehen aber positiv aus. Um Dr. Dominguez Bello aus einem am 1. Februar 2016 in *Nature* erschienenen Artikel über das Forschungsprojekt zu zitieren: „Bei den vier Säuglingen, bei denen das *Vaginal Seeding* vorgenommen wurde, waren auf der Haut, im Darm, im Analbereich und in der Mundhöhle bakterielle Gemeinschaften zu finden, die mehr denen von Säuglingen glichen, die auf dem Wege einer natürlichen Geburt zur Welt kommen, als denen von Babys, die per Kaiserschnitt geboren werden, bei denen das Verfahren nicht angewendet wurde."[76] Dies bedeutet, dass die Vaginal-Seeding-Methode das Mikrobiom von per Kaiserschnitt geborenen Babys teilweise so gestalten kann, dass das mikrobielle Profil dem von Kindern nahekommt, die mit einer natürlichen Geburt zur Welt kommen.

Dr. Dominguez Bello: „Wir haben nur auf der Ebene der Bakterien*gemeinschaften* analysiert, aber nach dem, was wir bisher haben, können wir zeigen, dass die mikrobiellen Cluster von so geimpften Babys denen von Babys ähneln, die auf dem Wege einer natürlichen Geburt zur Welt gekommen sind. Mit anderen Worten, wir haben den vorläufigen Nachweis, dass wir die vaginalen Mikroben bei per Kaiserschnitt geborenen Babys wenigstens zum Teil ansiedeln können. Auch wenn Säuglinge per Kaiserschnitt geboren wurden, sind ihre Profile *ähnlicher* denen von Kindern, die mit natürlicher Geburt zur Welt gekommen sind, als solchen, die per Kaiserschnitt geboren wurden."

Die Untersuchungen von Dr. Dominguez Bello laufen also noch weiter und zum Zeitpunkt der Veröffentlichung dieses Buches ist noch nicht sicher, ob die Vaginal-Seeding-Methode tatsächlich positive gesundheitliche Wirkungen für das Baby mit sich bringt. Aber wenn die umfassenden Ergebnisse am Ende bestätigen, dass diese Methode das vaginale Mikrobiom bei per Kaiserschnitt geborenen Säuglingen zumindest teilweise ansiedeln kann, und wenn sich zeigt, dass dies positive gesundheitliche Folgen für das Baby haben kann, dann könnte dies ein ein Wendepunkt sein, zumindest für jene Mütter, die die strengen Kriterien für diese Methode erfüllen. Die Vaginal-Seeding-Methode kann vielleicht nie *alle* nutzbringenden Effekte ersetzen, die mit einer natürlichen Geburt verbunden sind. Und die Methode ersetzt auch nicht die Darmtraktmikroben der Mutter.

Vielleicht kann die Vaginal-Seeding-Methode eines Tages eine Option für alle per Kaiserschnitt geborenen Babys auf der ganzen Welt werden. Bis dahin muss jedoch betont werden, dass *Vaginal Seeding* derzeit noch kein empfohlenes medizinisches Standardverfahren ist, sondern einfach ein Verfahren, das auf der Grundlage strenger Leitlinien wissenschaftlich untersucht wird. Wenn bei einem Baby eine „vaginale Impfung" vorgenommen wird, ohne dieses strenge Verfahren einzuhalten, besteht die Gefahr, dass Krankheitserreger aus dem vaginalen Mikrobiom der Mutter mit unbeabsichtigten Folgen auf das Kind übertragen werden (insbesondere wenn das vaginale Mikrobiom der Mutter in der Schwangerschaft nicht untersucht worden ist). Wir werden hoffentlich bald definitive Erkenntnisse zu dieser Methode haben, die sich mit Sicherheit als sehr hilfreich für werdende Mütter und ihre Geburtshelfer erweisen wird.

**Zusammenfassung der wesentlichen Punkte dieses Kapitels:**

1. In den letzten 100 Jahren hat eine verstärkte Medikalisierung der Geburt stattgefunden. Zu den gängigen Eingriffen gehören die Einleitung der Geburt, künstlicher Blasensprung, Verwendung von synthetischem Oxytocin, Epiduralanästhesie und Kaiserschnitt.
2. Bis heute liegen nur wenige Studien über die möglichen langfristigen Auswirkungen dieser Eingriffe bei der Geburt auf die Gesundheit des Babys vor.
3. Bei einem elektiven Kaiserschnitt (oder einem Kaiserschnitt, der vorgenommen wird, bevor die Fruchtblase geplatzt ist) wird das Baby wahrscheinlich nicht den vaginalen und Darmmikroben der Mutter ausgesetzt, wie dies bei einer natürlichen Geburt der Fall ist.
4. Bei dieser Art von Kaiserschnitt kommen die ersten Mikroben, denen das Baby stattdessen hauptsächlich ausgesetzt wird, aus der Luft im Kreißsaal und wahrscheinlich von der Haut von jemandem im Kreißsaal; dabei handelt es sich vermutlich nicht um die Mutter.
5. Bei einem Notkaiserschnitt, bei dem die Mutter sich bereits in echten Wehen befindet und die Fruchtblase bereits vor dem Eingriff geplatzt ist, könnte das Baby einem Teil der vaginalen Mikroben der Mutter im Geburtskanal ausgesetzt werden.

6. Wie bei einem mit natürlicher Geburt zur Welt gekommenen Baby wird ein per Kaiserschnitt elektiv oder Notkaiserschnitt) geborenes Baby dann vielleicht weitere Mikroben dadurch erwerben, dass es berührt und gefüttert wird – dieser Strom von Mikroben wird sich dann den bereits im Darm des Babys siedelnden Mikroben anschließen.
7. Weder per elektivem Kaiserschnitt noch per Notkaiserschnitt geborene Babys werden der gesamten Anzahl der vaginalen oder Darmmikroben der Mutter ausgesetzt. Dies bedeutet wahrscheinlich, dass das Baby im Vergleich zu einem mit natürlicher Geburt zur Welt gekommenen Baby ein verändertes Darmmikrobiom hat. Dies könnte Auswirkungen auf das Immunsystem des Babys haben.
8. Die neuesten wissenschaftlichen Erkenntnisse weisen darauf hin, dass per Kaiserschnitt geborene Babys von einem sofortigen Hautkontakt mit der Mutter (was inzwischen im Kreißsaal möglich ist) und, wenn möglich, Stillen möglicherweise profitieren.
9. Dr. Dominguez Bello von der New York University untersucht derzeit im Rahmen eines Forschungsprojektes eine Vaginal-Seeding-Methode. Dabei wird eine „vaginale Impfung" vorgenommen, bei der vaginale Mikroben der Mutter unmittelbar nach der Geburt auf ein per Kaiserschnitt geborenes Baby übertragen werden – mit dem Ziel, dem Baby einige der Mikroben zukommen zu lassen, die es bei einer natürlichen Geburt bekommen hätte. Die vorläufigen Ergebnisse der Vaginal-Seeding-Methode, die auf der Grundlage strenger Leitlinien durchgeführt wird, weisen darauf hin, dass das Mikrobiom eines Babys auf diesem Wege zum Teil ähnlich wie bei natürlicher Geburt gestaltet werden könnte.

Video „Kaiserschnitt und das Mikrobiom“:
*vimeo.com/151885515*

*Wichtige Hinweise zum Video:*
*Die Beschreibung in diesem Video über die Forschungsarbeit von Maria Gloria Dominguez Bello, Dozentin an der New York University, über „Vaginal Seeding“ dient nur zur allgemeinen Information. Eine werdende Mutter sollte immer einen Arzt zu Rate ziehen, bevor sie beschließt, im Zusammenhang mit ihrer Schwangerschaft eigenmächtig etwas zu unternehmen. Sie sollte immer medizinischen Rat in Anspruch nehmen, wenn sie Sorge wegen ihrer eigenen Gesundheit oder der ihres Babys hat.*

# 5
# Welche Rolle spielen Bakterien bei der Stärkung des kindlichen Immunsystems?

## Das Immunsystem – was ist das genau?

In jeder Sekunde unseres Lebens werden wir von fremden Eindringlingen angegriffen. Aber das Erstaunliche ist, dass wir von diesen Angriffen nicht einmal etwas mitbekommen – zumindest so lange nicht, wie wir nicht krank werden. Dieser Dauerbeschuss wird durch den unermüdlichen Einsatz einer Art „Armee" abgewehrt, des sogenannten Immunsystems.

Das menschliche Immunsystem ist ein komplexes Netzwerk aus verschiedenen Organen, Geweben und Zellen, die alle unterschiedliche Funktionen auszuführen haben, um den gesamten Organismus zu schützen. Die Rolle des Immunsystems besteht nicht nur darin, Infektionen und Krankheiten abzuwehren, sondern auch darin, sicherzustellen, dass unsere Organe und Gewebe in einem gesunden Gleichgewicht bleiben; dies wird auch als Homöostase bezeichnet.

Während ein ordnungsgemäß funktionierendes Immunsystem für einen gesunden Körper sorgt, kann ein nicht richtig funktionierendes Immunsystem zu Erkrankungen führen. Deshalb ist es wichtig, dass dieses Abwehrsystem vom Beginn unseres Lebens an richtig aufgebaut und ausgerüstet wird.

Das Baby kommt bei der Geburt in eine Welt, in der es von potenziell schädlichen Bakterien, Viren, Pilzen und Parasiten wimmelt. Zu diesem Zeitpunkt ist sein Immunsystem jedoch noch nicht voll entwickelt und nicht in der Lage zu unterscheiden, welche dieser Mikroben schädlich sind. Deshalb ist es sehr wichtig, dass ihm die Möglichkeit gegeben wird, sobald wie möglich zwischen nützlichen und schädlichen Mikroben unterscheiden zu lernen.

Jüngste wissenschaftliche Erkenntnisse haben gezeigt, dass ein wesentlicher Teil dieses Prozesses bereits bei den Wehen und der Geburt beginnt und dass Bakterien eine entscheidende Rolle dabei spielen, ob dieser Prozess erfolgreich verläuft.

## Wie funktioniert das Immunsystem?

Man könnte das Immunsystem als eine Festungsstadt darstellen, die von dicken Mauern umgeben ist und darüber hinaus von innen durch tödliche Abwehrkräfte geschützt wird. Die Mauern stehen für die Haut und die Schleimhaut, mit der der Magen-Darm-Trakt und die Atemwege ausgekleidet sind, die zusammen als die epitheliale Barriere bezeichnet werden. Sie stellen die erste Verteidigungslinie dar und machen bei der Abwehr von Eindringlichen täglich einen tollen Job. Die Haut und die Schleimhaut sind so dicht mit „freundlichen" Mikroben bepackt, dass schädliche Mikroben, sogenannte Krankheitserreger, es schwer haben, einen Platz zu finden, um sich niederzulassen und Fuß zu fassen. Sobald das Immunsystem entdeckt, dass ein Krankheitserreger angekommen ist, sondern Epithelzellen antimikrobielle Substanzen ab, die eine Vermehrung des Erregers hemmen. Schafft der Erreger es dennoch, in den Magen-Darm-Trakt zu gelangen, wird er dort höchstwahrscheinlich von der Magensäure und den Verdauungsenzymen abgetötet.

Sollte es einem Krankheitserreger gelingen, die epitheliale Barriere zu überwinden, stößt er auf eine zweite geballte Abwehrlinie: eine patrouillierende schnelle Eingrifftruppe, die sogenannten Phagozyten (wie etwa die Makrophagen). Sie umschließen und absorbieren die eindringenden Zellen, bevor sie Verdauungsenzyme ausschütten, die den Erreger schließlich (hoffentlich) auflösen.

Ein Zeichen dafür, dass eine Immunreaktion stattfindet, ist eine Entzündung; dabei handelt es sich um eine Ausdehnung der engen Blutgefäße im infizierten Gewebe. Wir erleben dies für gewöhnlich als eine leichte Schwellung des infizierten Gewebes. Eine Schwellung bedeutet, dass unsere Blutgefäße andere Immunzellen eindringen lassen, um zu der infizierten Stelle zu eilen und sich dem Kampf anzuschließen.

Gelingt es den Phagozyten nicht, den Eindringling zu vernichten, nehmen sie ihn gefangen, bis Verstärkung in Form von dendritischen Zellen kommt. Die Aufgabe dieser Zellen besteht darin, den Eindringlich bis zu den Lymphknoten zu eskortieren, wo sich spezialisierte weiße Blutkörperchen befinden, die sogenannten Lymphozyten beziehungsweise B- und T-Zellen. Die Lymphozyten untersuchen dann den Erreger und beginnen, die Antikörper zu bilden, die notwendig sind, um den jeweiligen Eindringling unschädlich zu machen.

Wenn ein besonders hartnäckiger Erreger dennoch überlebt, steigen spezialisierte T-Zellen, die sogenannten zytotoxischen Zellen, in den Kampf ein, oft mithilfe von Makrophagen und dendritischen Zellen. Dieser gemeinsame Vorstoß genügt in der Regel, um den Erreger zu vernichten. Dieser Prozess findet fortlaufend statt – und er ist ebenso komplex wie bemerkenswert.

## Angeborene und erworbene Immunreaktionen

Was wir gerade beschrieben haben, ist eine Kombination aus angeborenen und erworbenen (oder adaptiven) Immunreaktionen. Die angeborenen Phagozyten (Makrophagen und dendritische Zellen) bilden die Frontlinie. Sie ziehen schnell in den Kampf und tun immer das Gleiche, wenn sie dem Feind begegnen. Sie verfügen jedoch nicht über die Fähigkeit, aus ihren Erfahrungen zu *lernen.*

Die Lymphozyten (B- und T-Zellen) lernen demgegenüber ihre Lektion aus dem Eindringen von Erregern. Sie nutzen ihr so erworbenes Wissen, um sich daran zu erinnern, was zu tun ist, sollte dieser Erreger in Zukunft je wiederkehren.

Angeborene und erworbene Reaktionen sind beides schlagkräftige Elemente des Immunsystems, die beide jedoch auch ihre Nachteile haben. Die Wirksamkeit einer angeborenen Reaktion ist der Tatsache geschuldet, dass sie sofort erfolgt, die Phagozyten also sofort handeln; sie greifen jedoch immer „ohne Rücksicht auf Verluste“ an. Dies kann zu Kollateralschäden führen – das heißt, dass auch die umliegenden gesunden Zellen Schaden nehmen.

Eine erworbene Immunreaktion ist effektiv, weil die Lymphozyten genau die Antikörper bilden können, die erforderlich sind, um eine bestimmte Gefahrenquelle zu neutralisieren. Es kann jedoch ein oder zwei Wochen dauern, bis genügend Antikörper gebildet worden sind, um dies zu tun. Wir fühlen uns krank oder haben Fieber, wenn die erworbene Immunreaktion dabei ist, diese Antikörper zu bilden, um mit einer Infektion fertig zu werden.

Hätten wir nur unsere angeborene Immunabwehr, könnte die undifferenzierte Reaktion durchaus zu viele Kollateralschäden anrichten. Hätten wir nur unsere erworbene Immunabwehr, könnte die Verzögerung bei der Reaktion einem besonders bösartigen Erreger das Zeitfenster bieten, das notwendig ist, um eine Infektion auszulösen, die dann zu stark wird, um sie im Keim zu ersticken.

Der Schlüssel für den Erfolg der kombinierten Abwehr ist ihre Fähigkeit, zwischen den einzelnen Einheiten zu kommunizieren, die zusammenarbeiten, um für jeden Eindringling eine angemessene Reaktion zu finden. In manchen Fällen wird nur eine Art der Verteidigung mobilisiert, um einen Angriff abzuwehren, in anderen Fällen kann jedoch eine „Koalition“ aus allen Einheiten erforderlich sein.

## Wie identifizieren Immunzellen einen Eindringling?

Alle Zellen haben auf ihrer Oberfläche Eiweißmoleküle, sogenannte Antigene. Sie fungieren als Kennzeichen, die das in der Zelle enthaltene genetische Material oder die DNA erkennen lassen und ob es körpereigenes, bakterielles oder anderweitiges Material ist.

Antigene ermöglichen es dem Immunsystem, körpereigene Zellen zu erkennen. Sie sagen: „Das bin ich und ich soll hier sein. Lass mich in Ruhe." Sie ermöglichen es dem Immunsystem auch zu erkennen, was nicht körpereigene, sondern fremde und potenziell schädliche Substanzen sind. Und wenn diese fremden Antigene auftauchen, werden die Soldaten des Immunsystems in den Kampf geschickt.

Einige T-Zellen (T-Helferzellen) helfen den B-Zellen, Antikörper zu bilden, bei denen es sich um y-förmige Proteine handelt, die sich an die fremden Antigene anbinden und diese damit außer Gefecht setzen, bis sie schließlich von anderen Immunzellen wie den Phagozyten vernichtet werden. T-Helferzellen orchestrieren auch die gesamte Angriffsstrategie. Andere T-Zellen (zytotoxische T-Zellen) können einen Eindringling direkt töten.

Das sind die wichtigsten „Kampfeinheiten" des Immunsystems. Es gibt jedoch noch viele weitere, die ihre eigene spezielle Rolle zu spielen haben – so viele, dass wir sie hier nicht alle erwähnen können.

## Wann entwickelt sich das Immunsystem?

Diese Immunabwehr ist bei der Geburt noch nicht vollständig; sie entwickelt sich und reift in all den Jahren bis zur Adoleszenz. Die B- und T-Zellen „lernen" weiterhin ein Leben lang, indem sie durch jeden eindringenden Erreger neues Wissen erwerben und speichern und sich somit dafür rüsten, ihn abzuwehren, sofern er wieder auftauchen sollte.

Dieses erworbene Wissen ist für die Immunabwehr entscheidend und hilft ihr, zeit unseres Lebens ihr volles „Kampfpotenzial" zu entfalten. Jede Störung dieses Lernprozesses kann dazu führen, dass Elemente der Abwehrkräfte irritiert werden. Wenn dies geschieht, können sie ihre zerstörerische Kraft sogar gegen den eigenen Körper einsetzen, indem sie gesunde Zellen, Gewebe und Organe angreifen, was dann zu Autoimmun- und Entzündungskrankheiten führt.

Besonders wichtig für unsere Erörterungen über die Geburt ist, dass jüngste wissenschaftliche Untersuchungen festgestellt haben, dass eines der vielleicht wichtigsten Elemente des Lernprozesses des Immunsystems in dem engen Fenster um die Geburt herum beginnt, wie Dr. Dietert es so treffend formuliert. Dabei geht es um das Zusammenspiel zwischen den Mikroben der Mutter (aus ihrer Vagina, ihrem Stuhl und der Muttermilch) und den naiven Immunzellen des Babys.

## Warum ist das Immunsystem nicht von Geburt an vollständig?

Da es zu den Hauptverantwortlichkeiten des Immunsystems gehört, fremde Eindringlinge (die anhand ihrer DNA identifiziert werden) zu erkennen und zu vernichten, könnte man fragen, wieso es dann zulässt, dass ein „fremder" Fötus im Körper einer Frau wachsen darf. Die Zellen eines Fötus enthalten DNA sowohl von der Mutter als auch vom Vater, das heißt, dass die Antigene auf den Zellen des Fötus als Zellen identifiziert werden, die zumindest teilweise fremde sind. Normalerweise würde dies genügen für eine Reaktion von der Art, dass das Immunsystem der Mutter einen Angriff startet und den Fötus abstößt.

Glücklicherweise gibt es intelligente Mechanismen, durch die das Immunsystem der Mutter ausgetrickst oder informiert wird, dass der Fötus toleriert werden soll. Die T-Zellen der Mutter, die normalerweise fremde Zellen angreifen, werden durch ein wenig „Herumbasteln" an der DNA daran gehindert, den Fötus ins Visier zu nehmen.

Die Gene, die normalerweise die T-Zellen der Mutter mobilisieren würden, werden in der *Decidua* abgeschaltet. (Die *Decidua* ist ein Teil der Gebärmutterschleimhaut, der den Fötus und die Plazenta umgibt.) Dies führt dazu, dass den T-Zellen der Mutter der Zugang zum Fötus verwehrt wird.[77]

Darüber hinaus werden während der Schwangerschaft einige der T-Helferzellen der Mutter, die sogenannten Th1-Zellen, unterdrückt, um den Fötus zusätzlich vor Abstoßung zu schützen. Die Th1-Zellen des Babys bleiben bis nach der Geburt unentwickelt, sodass dem Neugeborenen ein wichtiger Teil seines Immunsystems fehlt.

Dies mag zwar etwas besorgniserregend klingen, in Wirklichkeit ist es jedoch sehr wichtig, dass das Immunsystem des Babys in den ersten Wochen nach der Geburt unterdrückt ist.

## Warum muss das Immunsystem des Babys in den ersten Wochen unterdrückt werden?

Während der Fötus in der Gebärmutter ist, verfügt er im Grunde über sein angeborenes Immunsystem. Seine wichtigste Abwehrkraft besteht aus Phagozyten, die alle fremden Zellen angreifen, denen sie begegnen. Bei der Geburt kommt das Baby im Geburtskanal in direkten Kontakt mit Millionen von Mikroben, die für die Entwicklung und zukünftige Gesundheit des Babys lebenswichtig sind. Da die Phagozyten des Babys diese mikrobiellen Zellen als fremde Zellen einordnen, wieso werden sie dann vom Immunsystem des Babys nicht vernichtet?

### *Wieso startet das Neugeborene keinen Immunangriff auf die vaginalen Mikroben?*

Den vaginalen Bakterien der Mutter (wie Laktobazillen) und den Bakterien im Darmtrakt der Mutter (wie Bifidobakterien) muss ein sicherer Durchgang durch den Magen-Darm-Trakt des Babys gewährt werden, damit das Darmmikrobiom angesiedelt wird. Wie schaffen sie es also, die Abwehrlinie der Phagozyten zu überwinden? Es muss wohl etwas geschehen, das diese „Tötungsmaschinen“ unterdrückt. Und das geschieht tatsächlich.

In den letzten Phasen der Schwangerschaft bildet das sich entwickelnde Baby immunsuppressive Zellen, sogenannte CD71+ erythroide Zellen. Diese halten die Killerzellen des Babys während und nach der Geburt in Schach, sodass nützliche Bakterien sich im Darm ansiedeln können.

Wir wissen, dass Babys, die vorzeitig geboren werden, oft unter Darmentzündungen leiden – ein Zeichen dafür, dass ein Immunangriff stattfindet. Dies könnte darauf schließen lassen, dass das Immunsystem des Babys durch die Frühgeburt noch nicht gerüstet ist oder noch nicht genügend CD71+-Zellen gebildet hat, sodass die angeborenen Killerzellen des Babys einen Generalangriff starten, wenn die Mikroben der Mutter im Darm des Neugeborenen ankommen, statt sie zu tolerieren. Dies kann zu einer sehr bösartigen entzündlichen Darmerkrankung führen, einer sogenannten nekrotisierenden Enterokolitis, die Darmgewebe zerstört und tödlich sein kann.[78]

Drei Wochen nach der Geburt haben sich die CD71+-Zellen so weit verringert, dass das Immunsystem des Babys mit seiner Arbeit beginnen kann. Und auch dabei spielen Bakterien eine entscheidende Rolle.

## Wie bekommt das Immunsystem während der Wehen und der Geburt seine erste Lektion?

Die Phagozyten des *angeborenen* Immunsystems verfügen, wie gesagt, *nicht* über die Fähigkeit zu lernen. Die *erworbenen* Immunzellen hingegen *haben* die Funktion zu lernen, was wie angegriffen werden muss. Die ersten Lektionen bekommen die erworbenen Immunzellen von den vaginalen Bakterien der Mutter und dann von den in der Muttermilch enthaltenen Bakterien. Diese Bakterienarten (Laktobazillen, Bifidobakterien und Bacteroides) senden Signale aus, die mit den Immunzellen des Babys interagieren und damit sein Immunsystem trainieren.

Rodney Dietert, Professor für Immuntoxikologie an der *Cornell University*, erklärt: „Mikroben, insbesondere jene im Darm, helfen dem Immunsystem zu reifen, und sie tun dies mit einer Vielzahl verschiedener Substanzen. Einige dieser Substanzen sind in Lösungen zu finden, andere auf den Oberflächen von Zellen und den Mikroben selbst. Aber sie sind alle überaus wichtig für den Reifeprozess des Immunsystems und um verstehen zu lernen, was sicher und was nicht sicher ist."

Dieser Prozess wird als Immuntoleranz bezeichnet und er bestimmt, welche Mikroben des menschlichen Körpers zu tolerieren und welche anzugreifen sind. Um auf unsere Kriegsanalogie zurückzukommen: Den Wachposten auf den Stadtmauern wird beigebracht, zwischen Freund und Feind zu unterscheiden.

Wie wir in Kapitel 3 erfahren haben, enthält Muttermilch weitere Bakterienarten und die komplexen Zuckerarten, um sie zu ernähren. Sie enthält jedoch auch Antikörper, die das Baby schützen helfen, während sein eigenes Immunsystem noch unterdrückt wird, damit alle Mikroben der Mutter in seinem Darm mit der Arbeit beginnen können.

Die Antikörper der Muttermilch helfen, die Schleimhaut des Darms, des Rachens und der Bronchien des Babys zu schützen, und wehren auch pathogene Bakterien und Viren ab. Aber diese Antikörper sind nur ein vorübergehendes Geschenk – sie haben keinen dauerhaften Bestand und werden schließlich vom Verdauungssystem des Babys aufgespalten und aus dem Körper des Babys abgestoßen.

## Inwieweit hat der Kaiserschnitt Einfluss auf die Stärkung des Immunsystems?

Wenn ein Baby per elektivem Kaiserschnitt geboren wird, trifft es bei seiner ersten Begegnung mit der mikrobiellen Welt nicht auf die vaginalen oder Darmbakterien der Mutter. Stattdessen begegnet es Bakterien aus der Luft des Kreißsaals und Bakterien wie Streptokokken und Staphylokokken von der Haut der Eltern und der im Kreißsaal anwesenden anderen Menschen. Es sind also diese Bakterienarten, die dem Immunsystem die erste Lektion erteilen. Und dies kann negative Folgen haben. Forscher gehen davon aus, dass das Immunsystem des Babys ohne die „natürliche Impfung“ von der Mutter bei der Geburt eine Art Fehltraining erhält, das im späteren Leben zu Fehlfunktionen des Immunsystems führen kann.

Bei der kanadischen CHILD-Studie und bei Folgestudien (siehe S. 190–201) stellte Prof. Kozyrskyj fest, dass Kaiserschnittbabys einen anderen bakteriellen „Fußabdruck“ haben als Babys, die auf dem Wege einer natürlichen Geburt auf die Welt kommen. Bei ihnen wurde insbesondere eine geringere Anzahl an *Bacteroides* festgestellt, und zwar ebenso bei Säuglingen, die gestillt wurden, wie bei solchen, die nicht gestillt wurden. „Im Alter von drei bis vier Monaten verfügen diese Säuglinge über einen geringeren Bestand der Gattung *Bacteroides* als Säuglinge, die auf dem Wege einer natürlichen Geburt zur Welt kommen. Wir glauben, dass die Gattung *Bacteroides,* die bei Säuglingen nach einer Kaiserschnittgeburt in einer geringeren Anzahl festgestellt wurde, zu der Mikrobiota gehören, die für die Entwicklung der Immuntoleranz wichtig ist.“

Wenn das Immunsystem des Babys nicht gleich am Anfang seines Lebens richtig trainiert wird, besteht die Gefahr, dass es später im Leben nicht richtig reagieren wird.

„Das Immunsystem wird rücksichtslos auf alles reagieren, was eigentlich keine Gefahr aus der Umwelt darstellt“, sagt Dr. Dietert. „Es ist unfähig zu entscheiden, was sicher und was nicht sicher ist, und somit verhält es sich eher so, als sei *alles* gefährlich. Aber indem es dies tut, ruft es Dinge hervor wie Allergien und allergische Krankheiten, Entzündungen in Geweben und Autoimmunreaktionen. Und das führt dann im späteren Leben zu Erkrankungen."

Da es ja möglich sein mag, das *Gleichgewicht* des Mikrobioms zum Teil wiederherzustellen, ist das *vorrangige* Problem bei per Kaiserschnitt geborenen Babys, dass das erste Training des Immunsystems von vorneherein nicht richtig abläuft: „In der entscheidenden Phase, in der es trainiert werden musste, fehlten die Mikroben. Somit lebt das Kind mit dem unreifen, unausgewogenen Immunsystem, das im Erwachsenenalter dann willkürlich auf Dinge reagiert und potenziell Gewebeerkrankungen hervorruft."

Die neuen Erkenntnisse von Dr. Kozyrskyj weisen demgegenüber erneut auf die längerfristigen nutzbringenden Effekte des Stillens hin. Unter den 200 Säuglingen, die im Rahmen der CHILD-Studie untersucht wurden, war bei den Säuglingen, die mindestens drei Monate lang gestillt worden waren, die Dezimierung der *Bacteroides* ein Jahr später nicht mehr zu beobachten.

## Was haben wir bisher gelernt?

Wir haben erörtert, wie wichtig der optimale Ablauf des Prozesses des „Besiedelns und Ernährens" ist, das heißt, der Besiedelung des Babys mit dem Mikrobiom und das Ernähren des Mikrobioms, um der Entwicklung von Krankheiten im späteren Leben vorzubeugen. Wenn das bei und nach der Geburt nicht stattfindet, kann dies, wie wir gesehen haben, lebenslange gesundheitliche Folgen haben.

Was wir bisher noch nicht berücksichtigt haben, sind die weitergehenden Folgen: Was ist mit den Kindern unserer Kinder? Wenn ein Kind per Kaiserschnitt geboren wird, hat dies Folgen für die Generation, die nach ihm kommt? Und könnte der zunehmende Anteil von Kaiserschnittgeburten Konsequenzen für die Zukunft unserer Spezies haben? Auf diese Fragen werden wir in Kapitel 6 eingehen.

**Zusammenfassung der wesentlichen Punkte dieses Kapitels:**

1. Das Immunsystem des Babys ist bei der Geburt noch nicht voll entwickelt.
2. Während der Schwangerschaft werden Helferzellen des Immunsystems, sogenannte Th1-Zellen, bei der Mutter unterdrückt, um zu verhindern, dass sie den Fötus angreifen und abstoßen. Dies bedeutet, dass auch die Th1-Zellen des Fötus davon abgehalten werden, sich zu entwickeln.
3. Bis zu drei Wochen nach der Geburt wird das Immunsystem des Babys durch CD71+-Zellen unterdrückt, sodass Bakterien das Darmmikrobiom des Babys ansiedeln können.
4. Bei einer natürlichen Geburt wird der Darm des Babys von den vaginalen und Darmmikroben besiedelt, die von der Mutter kommen. Diese Bakterien setzen die fortlaufende Entwicklung des Immunsystems des Babys in Gang.
5. Die Bakterien trainieren das Immunsystem darin, zu erkennen, wer Freund und wer Feind ist. Das heißt, das Immunsystem wird geschult, welche Mikroben nützlich sind und toleriert werden sollten und welche schädlich sind und angegriffen werden sollten.
6. In der Schwangerschaft, bei der Geburt und im Säuglingsalter sollten bestimmte Dinge zu einem bestimmten Zeitpunkt eintreten. Es sind Ereignisse, die nur einmal geschehen. Wenn sie nicht in dem dafür vorgesehenen Zeitfenster eintreten (und Kaiserschnitt sowie Formulaernährung haben das Potenzial, dafür zu sorgen, dass sie nicht in diesem Zeitfenster eintreten), entwickelt das Baby möglicherweise ein nicht richtig funktionierendes Immunsystem.

Video „Das Immunsystem und das Mikrobiom“:
*vimeo.com/151885514*

# 6
# Welche Auswirkungen hat die Art der Ansiedelung des Mikrobioms auf künftige Generationen?

Wenn ein Kind auf dem Wege der natürlichen Geburt zur Welt kommt, gleicht sein Darmmikrobiom dem seiner Mutter. Beide sind nicht absolut gleich (wegen all der anderen Mikroben, denen das Baby bei der Geburt ausgesetzt wird), aber doch nahe verwandt. Dies bedeutet, dass ein mit natürlicher Geburt zur Welt gekommenes Baby viele mikrobielle Stämme in seinem Darmtrakt hat, die mit denen der Mutter identisch sind, weil sie von der Mutter auf das Kind übertragen worden sind.

Anders ausgedrückt: Ein auf natürlichem Wege geborenes Kind hat fast den gleichen mikrobiellen Fußabdruck wie seine Mutter.

Dies ist ein wichtiger generationsübergreifender Aspekt des menschlichen Mikrobioms – ja, es ist generationsübergreifend, weil die Mikroben von einer Generation an die nächste weitergegeben werden – und so weiter ... „Es ist wie ein mütterliches Erbe“, sagt Dr. Dominguez Bello.

## Was wir mit „generationsübergreifend“ meinen

Wenn die Mutter ihre Darmmikroben bei einer natürlichen Geburt an ihre Tochter weitergibt, wird die Tochter (wenn sie Kinder bekommt und diese auf dem Weg der natürlichen Geburt zur Welt kommen) ihren mikrobiellen Fußabdruck an ihre eigenen Kinder weitergeben.

Mit anderen Worten: Wenn alle Generationen mit natürlicher Geburt zur Welt kommen, haben die Enkel die gleichen Arten von Mikroben wie ihre Großmutter mütterlicherseits. Diese Mikrobenarten reichen in der mütterlichen Linie bis zu den Wurzeln des Familienstammbaums zurück. Das Entscheidende für diese unglaubliche Erblinie mütterlicherseits ist, dass jedes Kind den Geburtskanal durchquert und dabei mit den vaginalen Mikroben „geimpft“ wird. Darüber hinaus kommt jedes Kind dann wahrscheinlich auch mit Spuren des Stuhls der Mutter in Kontakt, sodass es auch den Mikroben des Magen-Darm-Traktes ausgesetzt ist.

„Wir wissen, dass der Darmtrakt des Babys genau die Mikroben widerspiegelt, die im Darmtrakt der Mutter zu finden sind“, sagt Prof. Rodney Dietert. „Sie werden an das Baby weitergegeben, ähnlich wie die Mutter ihre Chromosomen an das Baby weitergibt.“

## Wie ist die Situation bei Kaiserschnittgeburten?

Da beim Kaiserschnitt das Baby direkt aus dem Mutterleib gehoben und der Luft im Kreißsaal ausgesetzt wird, statt den Geburtskanal zu durchqueren, ist die Chance, vaginale oder Darmmikroben der Mutter zu bekommen, deutlich reduziert (und bei einem elektiven, geplanten Kaiserschnitt praktisch nicht existent; siehe S. 102–104). Da ein Kaiserschnitt zur Folge hat, dass die Besiedelung des Darms des Babys durch Mikroben aus der *Umwelt* erfolgt, unterscheiden sich die Bakterien bei ihm wahrscheinlich von vorneherein von denen der Mutter. Mit anderen Worten, Mutter und Kind haben unterschiedliche mikrobielle Fußabdrücke und die mikrobielle Erblinie wird unterbrochen. Das bedeutet: Wenn ein per Kaiserschnitt geborenes Mädchen später selbst Kinder bekommt und diese auf dem Wege der natürlichen Geburt zur Welt bringt, unterscheiden sich die Bakterienarten in seinem Darmmikrobiom von denen im Darm seiner Großmutter mütterlicherseits.

Wenn zu den Bakterienarten, die in der Erblinie mütterlicherseits *fehlen*, „Schlüsselarten" gehören, wie sie von Martin Blaser beschrieben wurden (siehe S. 46), kann dieser Mangel über Generationen hinweg fortbestehen. Sofern das Kind diese wichtigen Schlüsselarten nicht anderweitig erwerben kann, bedeutet dies, dass künftige Generationen vielleicht für Krankheiten anfälliger sind. Ein Kaiserschnitt bei *einem* Familienmitglied kann somit schwerwiegende Folgen für die Gesundheit künftiger Generationen in dieser Familie haben.

## Was wir anders gemacht hätten, wenn ...

Als Eltern eines per Kaiserschnitt geborenen Kindes leben wir (wenngleich es ein Notkaiserschnitt war) mit dem Unbehagen, dass das Darmmikrobiom unserer Tochter sich möglicherweise, ja, wahrscheinlich von dem ihrer Mutter sowie dem ihrer Großmutter und Urgroßmutter mütterlicherseits unterscheidet.

Medizinisch gesehen hätte vielleicht niemand etwas anders machen können. Aber wenn wir damals über die Besiedelung des Babys mit dem Mikrobiom informiert gewesen wären, hätten wir uns mit Sicherheit dafür entschieden, unmittelbar *nach* der Geburt einige Dinge sicherzustellen und anders zu machen. Hätten wir doch nur gewusst, dass es möglich ist, dass die Mutter im Kreißsaal unmittelbar nach der Geburt Hautkontakt mit dem Baby haben kann! Hätten wir doch nur gewusst, dass auch nur ein wenig Formulanahrung den Reifeprozess des Mikrobioms beeinträchtigen kann! Und hätten wir doch nur etwas von der Vaginal-Seeding-Methode von Dr. Dominguez Bello gewusst, mit der man das Mikrobiom bei Kaiserschnittgeburten teilweise herstellen kann!

Das (Über-) Leben der Mutter und des Kindes steht natürlich an erster Stelle. Wer kann schon sagen, ob wir in unserer Notsituation überhaupt an den Plan gedacht hätten, das Mikrobiom des Babys mit den vaginalen und Darmmikroben der Mutter anzusiedeln? Hätten wir damals jedoch den Kenntnisstand von heute und die Chance gehabt, dann hätten wir alles unternommen, um sicherzustellen, dass das Mikrobiom unserer Tochter mit den vaginalen und Darmmikroben von Toni angesiedelt würde.

Wäre Tonis Mikrobiom in der Schwangerschaft untersucht worden und hätte es keine gesundheitlichen Bedenken gegeben, dann wären wir vielleicht sogar so weit gegangen, nach dem Kaiserschnitt das *Vaginal Seeding* noch auf dem OP-Tisch selbst vorzunehmen. Damit meinen wir, dass wir sobald wie möglich, nachdem sie aus dem Mutterleib herausgehoben worden war, den Mund, das Gesicht und den Körper unserer Tochter mit etwas Scheidensekret eingerieben hätten. Vielleicht hätten wir sie sogar leicht mit Rückständen von Stuhl eingerieben. Wenn wir damals gewusst hätten, was wir heute wissen, hätten wir das dann getan? Durchaus möglich, ja.

Eines sei jedoch klargestellt: *Wir empfehlen niemanden, diese Do-it-yourself-Methode anzuwenden, und ermuntern niemanden dazu, sie auszuprobieren!* Übrigens sind die Untersuchungen zur Vaginal-Seeding-Methode von Dr. Bello ja noch keineswegs abgeschlossen. Aber als Eltern, die wissen, dass jede Mutter das gesetzlich verankerte Recht hat (zumindest in Europa), über die Umstände der Geburt ihres Kindes zu entscheiden[79], hätten wir die volle Verantwortung für die künftige Gesundheit unseres Kindes übernommen und eine Verzichtserklärung gegenüber dem Krankenhaus unterschrieben – wenn wir das Wissen und die Chance dazu gehabt hätten.

Das Gefühl, das mit dem Satz „Wenn-wir-doch-nur-gewusst-hätten“ einhergeht, ist für uns inzwischen zu einer positiven Antriebskraft geworden. Es treibt uns an, Filme zu machen und dieses Buch zu schreiben, um ein Bewusstsein für dieses Thema zu schaffen. Wir möchten diese Informationen weitergeben, damit andere Eltern, Ärzte und Hebammen die Forschungsergebnisse dazu berücksichtigen können, insbesondere wenn ein Kaiserschnitt vorgenommen werden muss oder wenn Eltern ohne medizinische Indikation einen geplanten Kaiserschnitt in Erwägung ziehen. Was *für uns* richtig wäre, muss nicht auch für andere Eltern richtig sein. Es gibt keine gute oder schlechte Wahl. Es gibt nur eine Wahl oder eine Reihe von Entscheidungen, die für Einzelne in einer bestimmten Situation richtig ist, auf der Grundlage der zu diesem Zeitpunkt vorliegenden Informationen. Wichtig für uns ist jedoch, dass alle Eltern Zugang zu den Informationen haben und voll informiert sind, um ihre Entscheidung zu treffen.

## Epigenetik – was ist das?

Bisher haben wir über die relativ geradlinige mikrobielle Erblinie mütterlicherseits gesprochen. Unter Berücksichtigung der Epigenetik wird die Frage der Vererbung komplizierter. Dabei geht es um etwas, das auf einer anderen mikroskopischen Ebene bei der Geburt ebenfalls stattfinden könnte.

Bei der Epigenetik geht es, vereinfacht gesagt, um das Ein- und Abschalten unserer Gene. Unsere Gene sind mitverantwortlich für unsere Charaktereigenschaften, unser Aussehen, unsere Neigungen, unsere Merkmale, unsere Vorlieben und Abneigungen und für unsere Prädisposition für bestimmte genetische Krankheiten – ja, einfach für *alle* Aspekte unserer Einzigartigkeit. Wir erben unsere Gene von unseren Eltern. Der Website des britischen *Science Museum* zufolge werden wir mit etwa 24.000 Genen geboren: „Das sind ein paar mehr als bei einem Schimpansen oder einer Maus, aber nicht in einer Größenordnung, die spektakulär wäre.“[80]

Im Prinzip verändern sich unsere ursprünglichen etwa 24.000 Gene im Laufe unseres Lebens nie. Wir sterben mit denselben Genen, mit denen wir geboren sind. Auch unsere Gen*struktur* verändert sich nie. Allerdings verändert sich der Ausdruck unserer Gene (die Genexpression) im Laufe unseres Lebens.

Stellen Sie sich vor, dass jeder Mensch mit Tausenden von inneren Lichtschaltern geboren wird, die entweder ein- oder ausgeschaltet sein können. Durch irgendeinen Faktor kann bewirkt werden, dass ein

Licht *eingeschaltet* wird, während ein anderes *ausgeschaltet* wird – tausende Male, immer wieder. Genauso ist es bei den Genen: Ein großer imaginärer „epigenetischer Finger" schaltet unsere verschiedenen Gene ein- oder aus, viele gleichzeitig. Wissenschaftler sagen, wenn ein Gen eingeschaltet wird, dass es zum Ausdruck komme; wird es abgeschaltet, dann kommt es nicht zum Ausdruck.

Was sind die Ursachen dafür, dass die genetischen Schalter ein- oder abgeschaltet werden? Einem in der Zeitschrift *Nature Review Genetics* veröffentlichten Artikel zufolge können Auslöser in unserem Umfeld (angefangen von einer Exposition gegenüber chemischen Schadstoffen über Umstellungen in Ernährung und Lebensstil bis hin zu Temperaturveränderungen und anderen äußeren Stressfaktoren) lange anhaltende Auswirkungen auf die Entwicklung, den Stoffwechsel und die Gesundheit haben, manchmal sogar noch in den nachfolgenden Generationen.[81]

Wenn wir sagen, dass jemand eine „genetische Prädisposition" für etwas habe, meinen wir damit, dass er mütterlicher- oder väterlicherseits eine potenzielle Anlage geerbt hat (vielleicht eine Prädisposition für eine bestimmte genetische Krankheit oder für eine Verhaltensweise). Dies bedeutet jedoch nicht unbedingt, dass das Gen bei dieser Person auch zum Ausdruck kommt. Das hängt davon ab, ob diese Person einem bestimmten Auslöser ausgesetzt wird, durch den das Gen eingeschaltet, aktiviert wird. Um diesen Prozess des Auslösens geht es bei der Epigenetik.

Jacquelyn Taylor, Assistenzprofessorin an der *Yale University* und stellvertretende Dekanin für Vielfalt und Inklusion, erklärt die Epigenetik noch anders: „Wir wissen, dass viele Krankheiten von Natur aus erblich sind und von Eltern an Kinder weitergegeben werden. Wenn bei Ihren Eltern ein Risikofaktor für eine bestimmte Krankheit vorliegt, könnte dieser Risikofaktor auch auf Sie zutreffen, auf der Grundlage dessen, was von Ihren Eltern an Sie weitergegeben wurde. Im Zusammenhang mit der Epigenetik sprechen wir nicht über Veränderungen in diesem bestimmten Gen, sondern über Veränderungen 'oberhalb des Genoms', die bewirken können, dass das Gen anders zum Ausdruck gebracht wird."

Sie könnten zum Beispiel eine Genmutation geerbt haben, die mit der Entwicklung einer bestimmten Krankheit in Verbindung gebracht wird. Mit Mutation meinen wir, dass eine Veränderung in der DNA-Sequenz vorliegt, die ein Gen ausmacht und bei den meisten anderen Menschen anders ist. Dies bedeutet nicht, dass Sie in Ihrem späteren Leben *definitiv* diese Krankheit entwickeln; Sie könnten aber genetisch *eher prädisponiert* dafür sein als jemand, der diese Genmutation nicht hat. Ob Sie diese Krankheit entwickeln oder nicht, kann davon abhängen, ob ein Auslöser da ist oder nicht, der die Genmutation ein- oder abschaltet. Auslöser sind im Allgemeinen umfeldbedingt, das heißt, sie sind außerhalb von Ihnen. Etwas *um Sie herum* kann also maßgebend dafür sein, ob Sie diese bestimmte Krankheit entwickeln oder nicht.[82]

Nehmen wir als Beispiel ein Paar von eineiigen Zwillingen. Sie haben exakt das gleiche Genom, das heißt, ihr Paket von rund 24.000 Genen ist absolut identisch. *Ein Zwilling* könnte eine bestimmte nicht übertragbare Krankheit entwickeln (zum Beispiel Depression, Diabetes oder Brustkrebs), der andere jedoch nicht. Prof. Tim Spector, Leiter der Zwillingsforschung am *King's College London,* sagt: „In jedem Fall haben wir festgestellt, dass Gene bei dem einen Zwilling eingeschaltet und bei dem anderen abgeschaltet sind. Dies entscheidet oft darüber, ob jemand eine bestimmte Krankheit bekommt."[83] Das heißt, ein äußerer Auslöser könnte bei dem einen Zwilling das Gen für Diabetes, Depression oder Brustkrebs einschalten, während der andere Zwilling dem entscheidenden äußeren Auslöser vielleicht nie ausgesetzt wird oder ihm vielleicht anders ausgesetzt wird; in diesem Fall wird das Gen für die Krankheit bei diesem anderen Zwilling nie aktiviert.

Bei Versuchen mit Mäusen, die über das Agouti-Gen verfügen (ein Gen, das diese Mäuse für epigenetische Veränderungen sehr anfällig macht), wurde festgestellt, dass eineiige Zwillinge extrem unterschiedlich aussehen können, sowohl von der Farbe als auch von der Größe her. Zwillingsmäuse, bei denen das Agouti-Gen eingeschaltet war, waren blond-gelb und fettleibig, als sie größer wurden, während die anderen Zwillinge, deren Agouti-Gen abgeschaltet blieb, braun waren und eine gesunde Größe hatten. Dr. David M. J. Duhl und seine Kollegen an der *Stanford School of Medicine,* USA, veröffentlichten 1994 in *Nature Genetics* Forschungsergebnisse, die zeigten, dass Mäuse genetisch identisch, aber epigenetisch unterschiedlich sein können.[84] Etwas in der Umwelt der gelben, fettleibigen Mäuse hatte den Schalter des Agouti-Gens umgelegt. Ein weiterer Artikel in *Nature Education* ging 2008 auf die weitreichende Bedeutung dieser Forschungsergebnisse ein, auch auf mögliche äußere Auslöser bei dem Versuch mit den Agout-Gen-Mäusen. Ein mutmaßlicher Auslöser war Bisphenol A, eine chemische Substanz, die häufig in Plastikflaschen zu finden ist.[85]

Was hat dies alles mit der Geburt zu tun? Nun, Wissenschaftler ziehen inzwischen in Betracht, ob die Geburt als solche einer der äußeren Auslöser sein könnte, der bewirkt, dass bestimmte Gene ein- oder abgeschaltet werden.

## Welche Belege gibt es für epigenetische Veränderungen bei der Geburt?

Während das Kind sich in der sicheren Umgebung des Mutterleibs entwickelt, bleiben bestimmte Gene, die sich auf das Leben außerhalb des Mutterleibs beziehen, wahrscheinlich abgeschaltet. Bei der natürlichen Geburt sind dann womöglich die natürlichen Belastungen und der Druck auf dem Weg durch den Geburtskanal (insbesondere wenn das Baby aus dem Beckenausgang herausgepresst wird) die entscheidenden äußeren Auslöser, die diejenigen Gene einschalten, die das Baby außerhalb des Mutterleibs für ein gesundes Leben braucht. Die Kaskade von Hormonen, die die Mutter bei einer natürlichen Geburt ausschüttet, können ebenso Auslöser für die Genaktivierung sein.

Bei der natürlichen Geburt könnte also der Prozess der Wehen und der physiologischen Geburt das Signal dafür sein, dass die Gene, die mit dem Leben außerhalb des Mutterleibs zusammenhängen, nach neun langen Monaten des Wartens eingeschaltet werden. Wir könnten spekulieren (um Gewissheit zu haben, ist noch sehr viel mehr Forschung erforderlich), dass die durch die natürliche Geburt eingeschalteten Gene mit dem Immunsystem oder Stoffwechselsystem des Babys zusammenhängen. Gleichzeitig werden diejenigen Gene abgeschaltet, die das Baby bis dahin brauchte, um im Mutterleib zu überleben. Auch hier könnten wir wiederum spekulieren, dass die Gene, die bei der Geburt abgeschaltet werden müssen, jene sind, die sich auf die Abhängigkeit vom Immunsystem oder Stoffwechselsystem der Mutter beziehen, oder vielleicht auch Gene, die mit der Plazenta oder der Nabelschnur zusammenhängen. Zum Beispiel müssten vielleicht Gene, die mit der Aufnahme von Sauerstoff und Nährstoffen über die Nabelschnur zusammenhängen, dringend abgeschaltet werden, um der lebenslangen Gesundheit des Babys willen.

Wissenschaftler der internationalen Forschungsgruppe *Epigenetic Impact in Childbirth* (EPIIC) beschäftigen sich derzeit unter anderem mit der Hypothese, dass die Geburt ein epigenetisch relevantes Ereignis darstellt.[86, 87] Prof. Hannah Dahlen, Gründungsmitglied der EPIIC-Forschungsgruppe, erklärt: „Die Geburt muss eines der umwälzendsten Ereignisse im Leben eines Menschen sein. Es gibt kein anderes Ereignis, das so fein abgestimmt ist, bei dem so viele Hormone involviert sind, das uns so grundlegend verändert, uns zu einem anderen Menschen macht, dass man dieses Ereignis nicht betrachten kann, ohne festzustellen: 'Dies ist potenziell wirklich wichtig, um uns genetisch zu prägen.'"

## Inwieweit hat ein Kaiserschnitt Einfluss auf die Epigenetik?

Wie wir bereits gesagt haben, besteht ein großer Unterschied zwischen einem Kaiserschnitt mit Wehen und einem ohne Wehen. Wenn die Mutter vor einem Kaiserschnitt echte Wehen hat, erlebt das Baby möglicherweise einige der physischen Empfindungen und Hormonausschüttungen, die mit der natürlichen Geburt verbunden sind. Dies wiederum könnte einen Teil der (oder alle) epigenetischen Veränderungen auslösen, die auch dann eintreten würden, wenn das Baby auf dem Wege einer natürlichen Geburt zur Welt käme.

Erfolgt der Kaiserschnitt jedoch, *bevor* die Mutter in echten Wehen ist, oder wird ein geplanter Kaiserschnitt vorgenommen, erlebt das Baby wahrscheinlich nicht die physischen Belastungen, die damit verbunden sind, wenn es aus dem Beckenausgang herausgepresst wird, und auch nicht die hormonellen und Stresseinflüsse einer natürlichen Geburt. Vielleicht ist das Kind dann physisch oder psychisch noch nicht ganz so weit und bereit, geboren zu werden.

Stellen Sie sich vor, wie Sie morgens von einem Wecker geweckt werden, der Ihnen signalisiert, dass es Zeit ist aufzustehen und in die Gänge zu kommen, entsprechend Ihrer üblichen, gut organisierten und entspannten alltäglichen Routine. Der Wecker ist wie die Hormone und Stressfaktoren bei der natürlichen Geburt: Er bereitet Sie auf den Tag vor, genau wie die Hormone das Baby auf das Leben außerhalb des Mutterleibs vorbereiten. Hat der Wecker nicht geläutet, schlafen Sie vielleicht weiter. Wenn Sie dann schließlich aufwachen, schrecken Sie höchstwahrscheinlich hoch. Sie fühlen sich „groggy", verwirrt und etwas panisch. Der Ablauf der Ereignisse bei Ihrem Wachwerden ist dann anders, als wenn Sie mit dem Wecker wach geworden wären. Die Ausgangslage für Ihren Start in den Tag hat sich verändert und die Folgen davon werden Sie vielleicht den ganzen Tag spüren. Ähnlich hat das Baby bei einem Kaiserschnitt ohne Wehen keinen Wecker, der ihm sagt, dass es Zeit ist, aufzuwachen und sich in die Welt da draußen zu begeben. Der unerwartete Ablauf der Ereignisse bei der Geburt sorgt womöglich stattdessen für Verwirrung und Stress – und verändert die Abfolge des Ein- und Abschaltens der Gene des Babys und führt vielleicht sogar zu einem anderen Verlauf seiner Entwicklung.

Wir sind noch in einer zu frühen Phase der Untersuchungen, als dass wir heute schon die genaue Beziehung zwischen der natürlichen

Geburt und der Epigenetik sowie zwischen Kaiserschnitt und Epigenetik erkennen könnten. Es besteht jedoch die sehr reale Möglichkeit, dass eine Kaiserschnittgeburt bestimmte epigenetische Prozesse beeinträchtigen könnte. Das Ergebnis könnte sein, dass nicht zur richtigen Zeit die richtigen Gene eingeschaltet werden, während andere nicht zur richtigen Zeit abgeschaltet werden. Diese Störung der natürlichen epigenetischen Prozesse könnte das optimale Funktionieren des menschlichen Körpers beeinträchtigen, mit potenziell schwerwiegenden Folgen für die Gesundheit.

## Was kann uns die Forschung über die Epigenetik bei der Geburt sagen?

Es liegen zwar schon einige Forschungsarbeiten vor, die sich mit epigenetischen Veränderungen während der Schwangerschaft beschäftigt haben, und andere, die epigenetische Veränderungen nach der Geburt untersucht haben; es gibt jedoch sehr wenige groß angelegte Langzeitstudien, die potenzielle epigenetische Veränderungen untersuchen, die bei der Geburt selbst eintreten.

Jacquelyn Taylor, Assistenzprofessorin an der *Yale University,* ist auch Mitglied des EPIIC-Forschungsteams, und sie glaubt, dass es eine sehr einfache Erklärung für diesen Mangel an Forschungsarbeiten gibt: „Ich denke, die Epigenetik ist im Hinblick auf die Perinatalperiode einfach noch ein sehr neuer Forschungsbereich. Viele Untersuchungen sind bei Erwachsenenpopulationen durchgeführt worden und mein Labor untersucht derzeit epigenetische Veränderungen im frühen Leben von Kindern im Alter von drei Jahren. Ich meine allerdings, dass es bisher versäumt wurde, den kurzen Zeitraum zu untersuchen, auf den wir uns hier konzentrieren, nämlich die Zeit von den Wehen bis zur Entbindung."

In Bezug auf die vorliegenden Forschungsergebnisse sagt Prof. Hannah Dahlen: „Es gibt einige Studien, die zeigen, dass es bei Kaiserschnitt genetisch gesehen Methylierungen oder Veränderungen gibt. Die Studien haben gezeigt, dass bei Kaiserschnitten unsere Gene oder Teile unserer Gene, die für das Immunsystem wichtig sind, außer Gefecht gesetzt werden."

Eine kürzlich durchgeführte Studie[88] geht auf potenzielle epigenetische Veränderungen in den Stammzellen des Babys im Zusammenhang mit Kaiserschnittgeburten ein. Sie gelangt zu dem Schluss: „Eine mögliche Interpretation ist, dass die Art der Entbindung Einfluss auf den epigenetischen Zustand der neonatalen hämatopoetischen Stammzellen hat. Angesichts der angezeigten funktionalen Relevanz haben unsere Erkenntnisse möglicherweise wichtige Implikationen für Gesundheit und Krankheit im späteren Leben."

Wenn verbreitete Eingriffe bei der Geburt tatsächlich epigenetische Veränderungen verursachen und wenn diese Veränderungen mit bestimmten gesundheitlichen Problemen im späteren Leben verbunden sind, werden Forscher hoffentlich identifizieren können, welche medizinischen Eingriffe mit welchen epigenetischen Veränderungen in Verbindung zu bringen sind. Wenn ihnen das gelingt, könnten sie für andere Forscher den Weg ebnen, die dann Wege und Möglichkeiten finden, diese gesundheitlichen Probleme in Zukunft zu verhindern oder zu behandeln.

„Wir gehen davon aus", sagt Dr. Jacquelyn Taylor, „dass wir feststellen werden – so die Hypothese –, dass es Veränderungen gibt, die während des Geburtsprozesses beim Epigenom eintreten. Wenn wir recht haben und wenn wir diese Veränderungen identifizieren können, dann kann dies die Grundlage dafür sein, über personalisierte Eingriffe gesundheitliche Verbesserungen zu erzielen." Sie fügt hinzu: „Die Konsequenzen für die Menschheit bestehen meines Erachtens darin, dass wir die Risiken für die Entwicklung chronischer Krankheiten wie Asthma, Diabetes und Bluthochdruck hoffentlich langfristig reduzieren können."

## Worin bestehen die generationsübergreifenden Folgen der Epigenetik bei der Geburt?

Manche epigenetischen Veränderungen sind temporär, andere dauerhaft. Die dauerhaften Veränderungen sind besonders besorgniserregend, weil einige dieser Veränderungen womöglich auch an die nächste Generation weitergegeben werden. Dies bedeutet, dass die epigenetischen Effekte im Zusammenhang mit der Geburt potenziell Auswirkungen über mehrere Generationen hinweg haben.

Anders gesagt: Die Disposition, dass ein bestimmtes Gen ein- oder abgeschaltet wird, kann an die nächste Generation weitergegeben werden. Prof. Hannah Dahlen erklärt: „Epigenetische Veränderungen, die Teile unserer Gene außer Gefecht setzen, können an die nächste Generation weitergegeben werden. Dies bedeutet, dass der Prozess der Geburt potenziell die Auswirkung hat, dass wir genetisch in künftigen Generationen neu geprägt werden."

Noch einmal anders formuliert: Eine epigenetische Veränderung bei der Geburt – zum Beispiel das Einschalten eines Gens, das mit einer guten Gesundheit assoziiert wird – könnte mit *positiven* gesundheitlichen Folgen im späteren Leben in Verbindung gebracht werden. Und umgekehrt könnte eine epigenetische Veränderung bei der Geburt auch mit negativen gesundheitlichen Folgen im späteren Leben in Verbindung gebracht werden. Ob positiv oder negativ – diese epigenetischen Veränderungen werden womöglich an die nächste Generation weitergegeben.

Bisher wurden die meisten Untersuchungen über die generationsübergreifenden Folgen der Epigenetik bei Tieren durchgeführt – und nicht alle Tierarten verhalten sich gleich. Der Mensch ist eine einzigartige, hoch entwickelte Spezies, deshalb sind die Erkenntnisse aus den Untersuchungen mit Tieren mit Vorsicht zu genießen. Dennoch gibt es zunehmend Belege, die die Hypothese unterstützen, dass epigenetische Veränderungen über Generationen hinweg weitergegeben werden. „Wir wissen", sagt Prof. Hannah Dahlen, „wenn die

Großmutter geraucht hat, dass bei weiblichen Babys zwei Generationen später Veränderungen zu erkennen sind. Wir wissen auch, dass diese epigenetischen Veränderungen weitergegeben werden und generationsübergreifend sein können."

Jüngste Forschungsergebnisse weisen darauf hin, dass epigenetische Veränderungen einen Dominoeffekt über mehrere Generationen haben könnten, indem sie Eingang in das genetische Erbe der Nachkommen finden, und das noch Jahrhunderte später. „Folgen aus Vorgängen in der Schwangerschaft können sich nicht nur auf das eigene Kind, sondern auch auf Kinder des Kindes, auf die Enkelkinder erstrecken", sagt Prof. Rodney Dietert. „Es gibt einige Belege, die vermuten lassen, dass noch Generationen darüber hinaus davon betroffen sein könnten. Wir sehen somit ein Minimum eines 100-Jahre-Effektes in Bezug auf gesundheitliche Risiken."

Dies bedeutet, dass epigenetische Veränderungen bei der Geburt die Gesundheit der Menschen noch 100 Jahre in der Zukunft und sogar noch darüber hinaus beeinflussen könnten. Mit anderen Worten, was bei einer einzigen Geburt heute geschieht, könnte Auswirkungen auf die Gesundheit der Ururenkel oder sogar der Urururenkel dieses Kindes haben.

Das letzte Wort zu den Folgen der epigenetischen Forschung über die Geburt soll Dr. Jacquelyn Taylor haben: „Je eher wir identifizieren können, welche epigenetischen Veränderungen auftreten und ob wirklich Risiken für negative gesundheitliche Folgen in der Erblinie bestehen, desto besser können wir einen wesentlichen Beitrag für die Gesundheit aller Menschen leisten." Wir brauchen ganz einfach mehr Forschung!

Video „Epigenetik – was ist das?":
*vimeo.com/151885517*

**Zusammenfassung der wesentlichen Punkte dieses Kapitels:**

1. Das mikrobielle Profil eines natürlich geborenen Babys gleicht dem mikrobiellen Profil seiner Mutter. Die Mutter gibt so ihr einzigartiges „Paket" von Mikroben an die nächste Generation weiter.
2. Durch einen Kaiserschnitt wird die Erblinie mütterlicherseits potenziell unterbrochen, da die Mutter höchstwahrscheinlich nicht das ganze Sortiment ihrer einzigartigen Mikroben an das Kind weitergibt. Dies könnte bedeuten, dass das Kind bestimmte „Schlüsselarten" von Bakterien nicht erbt, die vor Krankheiten schützen.
3. Die Epigenetik befasst sich mit der Untersuchung der Auslöser, die ein Gen ein- oder abschalten. Ob ein Gen in Ihrem Körper zum Ausdruck kommt (eingeschaltet wird) oder nicht, kann von einem äußeren Auslöser abhängen. Das heißt, dass etwas außerhalb von Ihnen bewirken kann, dass bestimmte Gene in Ihrem Körper ein- oder abgeschaltet werden.
4. Wissenschaftler gehen davon aus, dass die physiologischen Prozesse, die mit der natürlichen Geburt verbunden sind, selbst solche äußeren Auslöser sein können, die dazu da sind, bestimmte Gene ein- oder abzuschalten. Bei einem Kaiserschnitt sieht der physiologische Prozess, der vielleicht Einfluss auf die Aktivierung oder Deaktivierung bestimmter Gene hat, ganz anders aus. Dies könnte langfristige Konsequenzen für die Gesundheit des Babys haben.
5. Epigenetische Veränderungen haben das Potenzial generationsübergreifender Auswirkungen. Das heißt, dass epigenetische Veränderungen bei der Geburt an künftige Generationen weitergegeben werden können.

# 7 Gibt es eine Verbindung zwischen Kaiserschnitt und erhöhtem Krankheitsrisiko?

## Die kurzfristigen gesundheitlichen Risiken für Babys bei Kaiserschnittgeburten

Bei einer Kaiserschnittgeburt kann ein Baby Atemwegsprobleme oder Atemschwierigkeiten bekommen, insbesondere wenn der Kaiserschnitt vor der 38. Schwangerschaftswoche vorgenommen wird. (Zwischen der 38. und 42. Woche gilt eine Schwangerschaft als ausgetragen.)

Eine Expertin auf diesem Gebiet ist Neena Modi, die als Professorin für Neonatale Medizin am *Imperial College London* und am *London Hospital* arbeitet. „Ich kümmere mich um Babys auf der Neugeborenenstation. Es stimmt mit Sicherheit, dass wir eine erhebliche Anzahl von Babys sehen, die eingewiesen werden, weil sie nach einer Kaiserschnittgeburt Atemprobleme haben." Sie erklärt: „Wir wissen, wenn ein Baby per Kaiserschnitt vor Einsetzen der Wehen geboren wird, also um die 37. Schwangerschaftswoche, dass etwa eines von zehn dieser Babys Atemwegsprobleme entwickelt und auf eine Neugeborenenstation eingewiesen werden muss. Wartet man demgegenüber bis zur 38. Woche, sinkt dieses Risiko auf etwa 5 bis 6 Prozent. Wartet man bis zur 39. Woche, sinkt es sogar noch weiter, auf 2 bis 3 Prozent."

Während der Fötus sich im Mutterleib entwickelt, sind seine Lungen mit Flüssigkeit gefüllt und der Sauerstoff kommt von der Plazenta der Mutter. Bevor das Neugeborene seinen ersten Atemzug in der Welt draußen macht, muss es die Lungen von der Flüssigkeit freimachen und ein Surfactant produzieren, das es den Lungen ermöglicht, Luft aufzunehmen, wenn das Baby geboren ist. Dieser Prozess sowie Veränderungen im Blutfluss, Energiestoffwechsel und der Temperaturregelung gehören zu den entscheidenden physiologischen Prozessen, die beim Übergang vom Leben in der Gebärmutter zum Leben in der äußeren Welt stattfinden. Diese Anpassungen finden normalerweise ganz natürlich statt, durch die Belastungen, den Druck, die Hormonausschüttungen und andere Vorgänge, die mit einer natürlichen Geburt am errechneten Termin verbunden sind. Bei einem Baby, das vor der 38. Woche und/oder per Kaiserschnitt geboren wird, treten sie jedoch nicht unbedingt ein oder zumindest nicht in der gleichen Form. Beim physiologischen Übergang vom Fötus zum Neugeborenen können „Abnormalitäten" auftreten. „Abnormalitäten bei der Anpassung sind häufig nach einer Frühgeburt oder einer Kaiserschnittgeburt am errechneten Geburtstermin zu finden und bei vielen dieser Säuglinge sind Reanimationsmaßnahmen im Kreißsaal erforderlich, um diesen Übergang zu unterstützen", heißt es in einer wissenschaftlichen Veröffentlichung.[89]

Bei Babys, die per Kaiserschnitt geboren werden, ist es nicht nur wahrscheinlicher, dass sie leichte Atemschwierigkeiten und Atemwegsprobleme entwickeln, sondern dass sie kurzfristig auch einen niedrigen Blutzuckerspiegel haben und weniger wach und schläfriger sind, und es ist möglicherweise schwieriger, sie erfolgreich zu füttern.

Unsere Tochter musste sofort nach der Kaiserschnittgeburt am errechneten Geburtstermin reanimiert werden. (Die Geburt erfolgte nach 40 Wochen und 4 Tagen.) Unser Baby war in den ersten 24 Stunden sehr schläfrig, hatte einen niedrigen Blutzuckerspiegel und Schwierigkeiten beim Stillen. Wir können tatsächlich alle genannten Punkte der erkannten, gut dokumentierten kurzfristigen Probleme, die mit einer Kaiserschnittgeburt verbunden sind, für uns als zutreffend bestätigen. Aber was ist mit potenziellen *langfristigen* Problemen?

## Die langfristigen gesundheitlichen Risiken bei einer Kaiserschnittgeburt

In den letzten Jahren wird durch eine Reihe groß angelegter epidemiologischer Studien die Vermutung nahegelegt, dass es eine starke Verbindung gibt zwischen Kaiserschnittgeburten und einem erhöhten Risiko dafür, im späteren Leben bestimmte Krankheiten zu entwickeln.[90, 91, 92] „Es gibt immer mehr Studien, die zeigen, dass per Kaiserschnitt geborene Kinder später ein Risiko haben, eine Vielzahl von Problemen zu entwickeln, von Diabetes über Fettleibigkeit bis zu allergischen Krankheiten wie Zöliakie", sagt Dr. Martin Blaser.

Gewichtige epidemiologische Belege zeigen, dass eine Kaiserschnittgeburt …

- das Risiko, Asthma zu entwickeln, etwa um 20 Prozent erhöht[93];
- das Risiko, Typ-1-Diabetes (auch als juveniler Diabetes bekannt) zu entwickeln, um etwa 20 Prozent erhöht[94];
- das Risiko, übergewichtig oder fettleibig zu werden, etwa um 20 Prozent erhöht (siehe S. 206 für Informationen über die Untersuchungen von Prof. Neena Modi zur Verbindung zwischen Kaiserschnitt und Fettleibigkeit).[95]
- Bei einem geplanten Kaiserschnitt ist die Möglichkeit, Zöliakie (eine Autoimmunkrankheit, die zu Entzündungen führt und mit einer Glutenunverträglichkeit verbunden ist) zu entwickeln, etwas geringer, aber immer noch signifikant.[96]

Statistiken sind vielleicht leichter zu verstehen, wenn man tatsächliche Zahlen hat. Bei einer im Juni 2015 im *BMJ* von Dr. Jan Blustein von der *New York University's School of Medicine* und Dr. Jianmen Liu von der *Peking University* veröffentlichten Studie stellten die Forscher fest, dass die Rate der an Asthma erkrankten Kinder in den USA bei insgesamt 8,4 Prozent liegt, dass sie jedoch auf 9,5 Prozent hochschnellt bei Kindern, die per Kaiserschnitt geboren wurden. Typ-1-Diabetes kommt im Durchschnitt bei 1,79 Babys von 1.000 Babys vor, die mit natürlicher Geburt zur Welt kamen – im Vergleich zu 2,13 von

1.000 Babys, die per Kaiserschnitt geboren wurden. Im Zusammenhang mit Fettleibigkeit stellten sie fest, dass die Rate von Kindern, die mit natürlicher Geburt zur Welt kamen, bei 15,8 Prozent liegt – im Vergleich zu 19,4 Prozent bei Kindern, die per Kaiserschnitt geboren wurden.[90]

Alle diese Probleme stehen in Zusammenhang mit dem Immunsystem, ein Punkt, auf den Dr. Maria Gloria Dominguez Bello verweist: „Diese Studien zeigen wirklich dramatische Erhöhungen bei Problemen und Krankheiten, die mit einer starken Entzündung und einer schlechten Reaktion des Immunsystems zu tun haben.“

Natürlich führen nicht alle Kaiserschnittgeburten bei Babys zu diesen Beschwerden oder gar zu einer Kombination davon. Manche der per Kaiserschnitt geborenen Babys erleben vielleicht gar keine dieser Beschwerden. Dennoch bleibt, statistisch gesehen, der Befund, dass per Kaiserschnitt geborene Kinder einem erheblich erhöhten Risiko ausgesetzt sind, im späteren Leben Asthma, Typ-1-Diabetes oder Zöliakie zu entwickeln und fettleibig oder übergewichtig zu werden.

## Ist ein „Zusammenhang“ das Gleiche wie eine „Ursache“?

An dieser Stelle müssen wir einmal verdeutlichen: Wenn Forscher von einem (statistisch ermittelten) „Zusammenhang“ sprechen, dann ist das nicht gleichbedeutend mit „Ursache“. Konkret: Wenn die Forschung zeigt, dass Kaiserschnittgeburten mit einem erhöhten Risiko für das Kind verbunden sind, bestimmte gesundheitliche Probleme zu entwickeln, heißt dies nicht, dass ein Kaiserschnitt diese Probleme tatsächlich verursacht.

Im Zusammenhang mit Fettleibigkeit erklärt Prof. Modi zum Beispiel, dass auch andere Faktoren im Spiel sein könnten: „Sie könnten feststellen, dass das erhöhte Risiko, übergewichtig oder fettleibig zu werden (falls Sie per Kaiserschnitt geboren wurden), tatsächlich darauf zurückzuführen ist, dass Ihre Mutter übergewichtig war. Das Risiko hat dann also nicht damit zu tun, wie Sie geboren wurden. Es hat vielmehr etwas mit den Genen zu tun, die Sie geerbt haben, oder es könnte auf die Umgebung zurückzuführen sein, in der Sie aufgewachsen sind. Sie sehen, dass man wirklich vorsichtig sein muss, wenn es darum geht, ob tatsächlich die Art der Entbindung diese Probleme verursacht oder nicht."

Es mag einen starken Zusammenhang zwischen Fettleibigkeit und Kaiserschnittgeburten geben (oder zwischen anderen gesundheitlichen Problemen und Kaiserschnittgeburten), aber worin genau dieser Zusammenhang besteht, das wurde bisher noch nicht festgestellt.

## Wo liegen die ethischen Grenzen der Forschung?

Wissenschaftler stehen vor dem großen Problem, wie sie denn konkret den *Nachweis* erbringen können, dass Eingriffe (wie Kaiserschnittgeburten) potenziell langfristige gesundheitliche Probleme verursachen. Es ist extrem heikel, im Rahmen der Ursachenforschung *Experimente mit Menschen* durchzuführen, und ganz besonders schwierig ist es, wenn es um solche Experimente bei Frauen in den Wehen und während der Geburt geht.

Die nächstbeste Möglichkeit, die Verursachung aufzuzeigen, ist die, dabei auf Tiere zurückzugreifen, erklärt Dr. Dominguez Bello: „Wenn ich sage, 'epidemiologische Belege zeigen …', bedeutet dies nicht, dass die Verursachung durch diese Studien demonstriert wird. Eine Möglichkeit, dies zu zeigen, ist jedoch, ins Labor zu gehen und zum Beispiel Tiermodelle dazu zu verwenden. Und dann zu versuchen, ob man eine Krankheit hervorrufen kann. Da man dies bei Menschen nicht tun kann, sind Tierversuche wirklich der einzige Weg, die Verursachung zu demonstrieren."

Auch Dr. Blaser äußert sich zu den Schwierigkeiten, Untersuchungen im Rahmen der Ursachenforschung bei *Menschen* durchzuführen:

„Wir können Kinder nicht den Ausschlussbedingungen aussetzen, die notwendig sind, um kausale Zusammenhänge zu untersuchen. Darum führen wir die Untersuchungen mit Tieren durch. Wir können mit Korrelationsstudien Erkenntnisse gewinnen, bei denen die Exposition der Wirkung vorausgeht. Wir können zeitliche Zusammenhänge aufzeigen."

Langzeitstudien können uns helfen, eine „Beziehung" zwischen Ursache und Wirkung aufzuzeigen, auch wenn sie noch nicht genau den *Kausalzusammenhang* erklären können. Eine Langzeitstudie bedeutet, eine Gruppe von Personen über einen bestimmten Zeitraum zu beobachten, zu untersuchen und zu beurteilen (anhand bestimmter Lifestyle-, Gesundheits- und Erbmarker), um das Risiko der Teilnehmer für bestimmte Krankheiten und das Auftreten bestimmter Krankheiten zu messen. Man könnte zum Beispiel eine Gruppe von Babys, die per Kaiserschnitt geboren wurden, und eine Vergleichsgruppe von Babys, die auf dem Wege der natürlichen Geburt zur Welt gekommen sind, auswählen (wobei Babys gewählt würden, die in etwa in die gleiche Kultur, Umwelt und Familieneinheit geboren werden, um das Risiko, die Ergebnisse zu verfälschen, zu minimieren). Und dann könnte man die Gesundheit der beiden Gruppen über eine Reihe von Jahren oder Jahrzehnten verfolgen.

## Sind Asthma, Typ-1-Diabetes, Zöliakie und Fettleibigkeit nur die Spitze des Eisbergs?

Asthma, Typ-1-Diabetes, Zöliakie und Fettleibigkeit sind lauter Beispiele nicht übertragbarer Krankheiten. Sie werden auch als chronische Krankheiten bezeichnet. Bei nicht übertragbaren Krankheiten handelt es sich um Krankheiten, die nicht von einer Person an eine andere weitergegeben werden können – sie sind nicht übertragbar und keine Infektionen. Man kann sich nicht anstecken, wie zum Beispiel bei einer Erkältung.

Dr. Dietert ist davon überzeugt, dass diese nicht übertragbaren Krankheiten nur die Spitze des Eisbergs seien, wenn es um die gesundheitlichen Folgen von Kaiserschnittgeburten bei Babys gehe. Wenn jemand im frühen Leben eine dieser Krankheiten entwickelt, könnte dies den Weg für die Entwicklung anderer, verwandter Krankheiten später im Leben bahnen. „Wir wissen, dass nicht übertragbare Krankheiten miteinander verknüpft sind. Das heißt, wenn man *eine* von ihnen hat (insbesondere im Kindesalter), ist die Chance sehr viel höher, dass man später im Leben noch eine *andere* bekommt und vielleicht auch noch eine dritte."

Bekommt ein Kind Asthma, während es aufwächst, besteht bei diesem Kind Dr. Dietert zufolge „ein *größeres Risiko,* fettleibig zu werden, Verhaltensprobleme zu oder schließlich auch Lungenkrebs zu entwickeln, als bei Kindern, die kein Asthma bekommen"

Um beim Beispiel Asthma zu bleiben: Wenn ein Kind per Kaiserschnitt geboren wird, besteht bei ihm ein etwa um 20 Prozent erhöhtes Risiko dafür, im späteren Leben Asthma zu entwickeln. Wenn man früh im Leben Asthma hat, erhöht sich Dr. Dietert zufolge das Risiko, im späteren Leben andere Beschwerden zu entwickeln, etwa Übergewicht oder Fettleibigkeit sowie Angstzustände oder Depressionen. Die Forschung deutet darauf hin, dass Asthma auch ein Risikofaktor für die Entwicklung von Lungenkrebs ist. Diese prognostizierte Krankheitskurve trifft auf die ganze Bevölkerung zu, nicht nur auf per Kaiserschnitt geborene Kinder. Wenn ein per Kaiserschnitt geborenes Kind jedoch anfälliger ist, später im Leben Asthma zu entwickeln, liegt es nahe, dass, je mehr Kaiserschnittgeburten es gibt, die Rate der Asthmaerkrankungen desto höher sein wird. Und je mehr Kaiserschnittgeburten es gibt, desto höher die Rate anderer schwerer physischer und psychischer Erkrankungen, die mit Asthma in Verbindung gebracht werden.[97, 98]

Bei seinen Untersuchungen hat Dr. Dietert eine ähnliche Kurve bei Typ-1-Diabetes festgestellt, der auch als juveniler Diabetes bezeichnet wird. Bei einem Kind, das Typ-1-Diabetes entwickelt, besteht ein erhöhtes Risiko, Zöliakie, Depression, Nierenversagen, Herz-Kreislauf-Erkrankungen, Bluthochdruck sowie Autoimmunkrankheiten zu entwickeln und übergewichtig oder fettleibig zu werden. Genau das gleiche Bild zeigt sich bei Zöliakie. Die Entwicklung von Zöliakie früh im Leben wird mit einem erhöhten Risiko für viele andere Krankheiten im späteren Leben in Verbindung gebracht, einschließlich Herz-Kreislauf-Erkrankungen, Schuppenflechte und Osteoporose.

Um es noch einmal zu sagen: Die Kurve für künftige Krankheiten, die mit Typ-1-Diabetes und Zöliakie assoziiert werden, trifft auf die ganze Bevölkerung zu, unabhängig von der Art der Geburt. Aber indem wir die Anzahl der Kaiserschnittgeburten erhöhen, erhöhen wir auch die Rate langfristiger Erkrankungen.

Die mit Asthma, Typ-1-Diabetes und Zöliakie verbundene Krankheitskurve im Laufe des Lebens wird detaillierter in einem Video von Dr. Dietert erklärt (den Link zu diesem kurzen Film finden Sie am Ende dieses Kapitels). In diesem Video zeichnet und erläutert Dr. Dietert ein „Baumdiagramm" der Krankheiten, die mit Kaiserschnittgeburten assoziiert werden.

Dr. Dietert verbindet diese erhöhte Anfälligkeit für immunologische Störungen, die mit Kaiserschnittgeburten assoziiert sind, damit, dass die Reifung des Immunsystems bei der Geburt nicht richtig erfolgt: „Wenn wir den Prozess nicht in *dem* Zeitfenster abschließen, in dem der Zeitpunkt dafür ideal oder optimal ist [siehe S. 63], kann die Reifung eines Systems wie des Immunsystems nicht richtig erfolgen. Es wächst und reift nicht so effektiv, wie es ein sollte. Somit reagiert es anders, die Wahrscheinlichkeit einer Autoreaktivität oder Autoimmunität zum Beispiel bei allergischen Krankheiten erhöht sich deutlich."

Dr. Dietert zufolge könnte ein Kind, das den Prozess nicht abschließt, indem es den richtigen Bakterien in dem engen Zeitfenster um die Geburt herum ausgesetzt wird, für eine ganze Reihe schwerer Krankheiten anfälliger werden, etwa Herzkrankheiten, Fettleibigkeit, Herz-Kreislauf-Erkrankungen, Asthma, Allergien und Autoimmunkrankheiten (wie Typ-1-Diabetes, Lupus und rheumatoide Arthritis).

Dies sind lauter Krankheiten, die sowohl in entwickelten Ländern als auch in Entwicklungsländern gleichermaßen rapide zunehmen.

Wenn Kaiserschnittgeburten weiterhin immer mehr zunehmen, sagt Dr. Dietert, „dann werden Sie sehen, dass dies in der Form zum Tragen kommt, dass ein großer Prozentsatz dieser Babys Asthma, Lebensmittelallergien, Typ-1-Diabetes, Typ-2-Diabetes, Herz-Kreislauf-Erkrankungen und Autoimmunkrankheiten bekommt. Wir werden mehr Kinder mit dysfunktionalen Immunsystemen haben, wir werden mehr Gewebeentzündungen haben, wir werden mehr Krankheiten haben, die in jeder Dekade auftreten, die das Kind älter wird."

## Welcher Zusammenhang besteht zwischen Darmmikroben und der Entwicklung des Gehirns?

Einige Forschungsarbeiten deuten darauf hin, dass ein Kaiserschnitt Einfluss auf die Entwicklung des Gehirns des Säuglings haben könnte. Dies ist damit zu erklären, dass es möglicherweise eine direkte Verbindung gibt zwischen dem, was bei und unmittelbar nach der Geburt im Darm des Babys geschieht, und der Entwicklung des Gehirns.

Manche Verhaltensstörungen sind mit einem veränderten Darmmikrobiom von Säuglingen in Verbindung gebracht worden. „Wir wissen", sagt Dr. Dietert, „wenn die Besiedelung des Babys mit dem Mikrobiom nicht richtig erfolgt, dann ist das Baby sozusagen unvollständig. Die Mikroben, die vorhanden sind, produzieren ein bestimmtes Spektrum an Spaltprodukten, und diese Spaltprodukte können Einfluss auf das Baby und sein Verhalten nehmen. Die Frage, inwieweit dies im Zusammenhang mit Störungen wie Autismus eine Rolle spielen könnte, wird derzeit in der Forschung mit großem Interesse verfolgt."

Die Frage einer möglichen Verbindung zwischen der Geburtsmethode und einer so komplexen Störung wie Autismus ist sehr heikel. Deshalb sei an dieser Stelle wiederholt: Die Forschung befindet sich noch in einer sehr frühen Phase und es wird sicher noch viele

Jahre dauern, bis wir ein vollständiges Bild erhalten. Die ersten wenigen Puzzleteile, die bisher vorliegen, deuten jedoch darauf hin, dass es sich lohnen könnte, wenn Forscher versuchen würden, die fehlenden Verbindungen zu finden, um das Bild zu vervollständigen.

Dr. Dietert sagt dazu: „Wir wissen, dass manche Kinder mit Autismus-Spektrum-Störungen veränderte Darmmikrobiota haben. Sie sind nicht so vielfältig wie bei gesunden Kindern. Darüber hinaus haben sie auch einen durchlässigen Darm (Leaky-Gut-Syndrom), das heißt, dass die Darmschleimhaut nicht so intakt ist, wie sie sein sollte. Und es zeigt sich, dass diese Mikroben Spaltprodukte produzieren, von denen wir wissen, dass sie auf das Gehirn, auf das Nervengewebe in einer Weise Einfluss nehmen, die das Verhalten steuert. Somit scheint es eine wichtige Verbindung zwischen den Darmmikroben und dem Verhalten zu geben."

## Welche plausiblen Erklärungen gibt es für die langfristigen Folgen von Kaiserschnittgeburten?

Derzeit scheint es, wie wir gesehen haben, vor allem zwei Erklärungen für den Zusammenhang zwischen Kaiserschnitt und einem erhöhten Krankheitsrisiko des Babys zu geben. Es mag weitere Erklärungen geben, aktuell sind es jedoch vor allem zwei Punkte, die auf der ganzen Welt untersucht werden:

***1. Ein verändertes Darmmikrobiom***

Babys, die per Kaiserschnitt geboren werden, haben ein verändertes Darmmikrobiom. Sie haben nicht das gleiche Mikrobiom, wie es die Natur bei einer natürlichen Geburt für sie vorgesehen hat. Dies könnte Auswirkungen auf die Stärkung des Immunsystems und auf das Stoffwechselsystem haben.

„Wir haben bei Babys, die per Kaiserschnitt geboren wurden, eine epidemiologische Verbindung zu dem hohen Risiko für bestimmte Krankheiten festgestellt, die mit einer Fehlfunktion des Immunsystems zusammenhängen", sagt Dr. Dominguez Bello. „Wir haben andererseits auch nachgewiesen, dass per Kaiserschnitt geborene Babys nicht das richtige „Sortiment" von Bakterien bekommen und mit dem falschen Bakteriensortiment beginnen, ihr Immunsystem zu trainieren. Wenn wir diese beiden Dinge zusammennehmen, haben wir eine starke Grundlage für die Annahme, dass es einen Zusammenhang gibt zwischen dem falschen Sortiment von Bakterien, das dann das Immunsystem trainiert, und späteren gesundheitlichen Folgen."

Ergänzend erklärt sie: „Wenn das Baby erwachsen ist, beginnt das Immunsystem, die falschen Antigene anzugreifen. Etwa mit seinen Reaktionen auf Gluten. Oder in Form von Dermatitis als Reaktion auf Antigene, die in Wirklichkeit überhaupt nicht schädlich sind. Dies ist die Art von Krankheiten, die wir jetzt bei den jüngeren Generationen so häufig wie nie zuvor beobachten. Diese Krankheiten schnellen in die Höhe. Es handelt sich um eine Fehlfunktion des Immunsystems, das so reagiert, als würde es einen Krankheitserreger bekämpfen, wenngleich gar kein Krankheitserreger da ist."

### *2. Epigenetische Veränderungen*

Die langfristigen gesundheitlichen Risiken des per Kaiserschnitt geborenen Babys hängen möglicherweise auch mit epigenetischen Veränderungen bei der Geburt zusammenhängen. „Es könnte sein, dass ein Baby den Belastungen und Hormonen ausgesetzt werden muss, die mit normalen Wehen und einer normalen Entbindung verbunden sind, um bestimmte Gene einzuschalten", meint Prof. Neena Modi. „Und dass, wenn diese Gene nicht eingeschaltet werden, der Weg zu diesen langfristigen gesundheitlichen Problemen vorgezeichnet ist."

### *Gibt es einen dritten Weg?*

Vielleicht ist es ja von beidem etwas, das heißt, Veränderungen im Darmmikrobiom des Babys in *Kombination mit* epigenetischen Veränderungen? Vielleicht gibt es ein komplexes Zusammenspiel zwischen Genen und Mikroben. Oder vielleicht gibt es auch noch eine ganz andere Erklärung? Nur mit viel Zeit, Geld und Forschung werden wir die Antworten finden. Dies kann allerdings noch zehn Jahre oder länger dauern: „Als Wissenschaftlerin bemühe ich mich, mir das anzusehen, was plausibel ist, und die entsprechende Forschung durchzuführen, um zu sehen, ob es erhärtet und belegt werden kann oder nicht", sagt Prof. Neena Modi. „Ich denke, darum wird sich die Forschung in den nächsten zehn Jahren bemühen, weil wir uns nicht auf Dauer mit Hypothesen über die Möglichkeit zufrieden geben können, dass es eine ursächliche Verbindung zwischen Kaiserschnitt und langfristigen gesundheitlichen Problemen gibt. Wir müssen anfangen, es als eine ernst zu nehmende Möglichkeit zu betrachten und uns damit wirklich auseinanderzusetzen."

Und was können wir gegenwärtig mit Sicherheit sagen, bis wir definitive Antworten aus der künftigen Forschung haben?

Dr. Rodney Dietert bietet eine Antwort auf diese Frage an: „In den letzten 20 bis 30 Jahren haben wir in der Kindheit eine dramatische Zunahme von Asthma, Typ-1-Diabetes, Zöliakie und Fettleibigkeit erlebt. Wir haben auch eine Zunahme von Kaiserschnittgeburten erlebt. Ist der Kaiserschnitt die Ursache für diese Erkrankungen? Nein. Was ein Kaiserschnitt impliziert, ist dies: Er verhindert, dass das Baby mit den Mikroben der Mutter besiedelt wird. Das Immunsystem reift nicht und der Stoffwechsel verändert sich. Es sind die Fehlfunktionen des Immunsystems und die Veränderungen im Stoffwechsel, von denen wir heute wissen, dass sie zu diesen Krankheiten und Problemen beitragen."

Video „Dr. Dieterts Baumdiagramm der Krankheiten":
*vimeo.com/151885518*

**Zusammenfassung der wesentlichen Punkte dieses Kapitels:**

1. Überzeugende epidemiologische Belege weisen darauf hin, dass eine Kaiserschnittgeburt erheblich das Risiko erhöht, dass ein Baby später im Leben schwere gesundheitliche Probleme entwickelt, etwa Asthma, Typ-1-Diabetes oder Zöliakie, und dass es übergewichtig oder fettleibig wird.
2. Es gibt keinen Beleg dafür, dass *alle* per Kaiserschnitt geborenen Babys eine dieser Autoimmunkrankheiten entwickeln werden – aber sie sind anfälliger dafür.
3. Diese Erkrankungen sind möglicherweise nur die Spitze des Eisbergs. Wenn ein Baby früh in seinem Leben *eine* dieser Krankheiten entwickelt, ist es – da dies die Tür für künftige Erkrankungen öffnet – einem erhöhten Risiko ausgesetzt, später *weitere* nicht übertragbare Krankheiten zu entwickeln.
4. Zu diesen Krankheiten zählen: Herzerkrankungen, Herz-Kreislauf-Krankheiten, Darmstörungen, Autoimmunkrankheiten, psychische Erkrankungen und sogar einige Krebsarten.
5. Da es eine Verbindung zwischen Darm und Gehirn gibt, sind eine Reihe von Verhaltensstörungen mit dem veränderten Mikrobiom bei Kaiserschnitt-Babys in Verbindung gebracht worden.
6. Aktuell gibt es zwei mögliche Theorien, die die Verbindung zwischen einem Kaiserschnitt und späteren Krankheiten erklären könnten: Erstens haben per Kaiserschnitt geborene Babys ein verändertes Mikrobiom (im Vergleich zu Kindern, die mit einer natürlichen Geburt zur Welt gekommen sind). Zweitens ist ein Kaiserschnitt möglicherweise mit epigenetischen Veränderungen verbunden. Die richtige Antwort könnte eine von beiden oder eine *Kombination* dieser beiden Theorien oder auch ein ganz anderer Grund sein. Nur mit viel Zeit und weiterer Forschung werden wir die Antwort finden.

# 8
# Welche Folgen hat der Mikrobiom-Effekt für die Menschheit?

## Wie groß ist das Problem nicht übertragbarer Krankheiten?

Nicht übertragbare Krankheiten sind weltweit sowohl in entwickelten Industrieländern als auch in Entwicklungsländern ein gravierendes Gesundheitsproblem. Nach der neuesten Statistik der *Centers for Disease Control* sind nicht übertragbare Krankheiten wie Herz-Kreislauf-Erkrankungen, chronische Atemwegserkrankungen, Diabetes und Krebs weltweit für 75 Prozent aller Todesfälle verantwortlich.[99] Zusammen genommen sind nicht übertragbare Krankheiten also die häufigsten Todesursachen auf der Welt. Einer Statistik der Weltgesundheitsorganisation zufolge entfallen heute fast drei Viertel dieser Todesfälle auf Länder mit niedrigem und mittlerem Durchschnittseinkommen.[100]

Behandlung und Prävention dieser Krankheiten stehen derzeit auf der Agenda von Regierungen und internationalen Organisationen. Bei einem Gipfeltreffen der Vereinten Nationen im Jahr 2011 sprachen führende Politiker aus der ganzen Welt mit Blick auf nicht übertragbare Krankheiten von einer akuten Gesundheitskrise.[101] In der Geschichte der Vereinten Nationen war es erst das zweite Mal, dass internationale Regierungsvertreter zusammenkamen, um ein Gesundheitsthema zu erörtern. (Beim ersten Mal war es HIV/AIDS.)

Ban Ki-Moon, der damalige UN-Generalsekretär, sagte damals, dieser Gipfel sei „unsere Chance, eine internationale Verpflichtung auszuhandeln, wonach nicht übertragbare Krankheiten ganz oben auf die Entwicklungsagenda gesetzt werden, weil sie dorthin gehören“.[101]

Eine der vier Hauptstrategien der Weltgesundheitsorganisation und der weltweiten Gesundheitssysteme zur Eindämmung nicht übertragbarer Krankheiten ist es, die vier Risikofaktoren zu begrenzen, die traditionell mit nicht übertragbaren Krankheiten assoziiert werden: Rauchen, Alkoholmissbrauch, Bewegungsarmut und ungesunde Ernährung.[100] Diese vier Risikofaktoren können physiologische Veränderungen hervorrufen, wie etwa erhöhten Blutdruck, erhöhten Blutzuckerspiegel und erhöhte Blutfettwerte, die wiederum zu diesen Krankheiten beitragen.

Es gibt viele staatliche Programme, die darauf abzielen, Menschen dazu anzuhalten, auf Rauchen und übermäßigen Alkoholkonsum zu verzichten, sich gesünder zu ernähren, ihren Lebensstil zu verbessern und sich mehr zu bewegen. Jedes dieser Programme ist begrüßenswert und unterstützenswert, aber reicht das?

Vielleicht schauen die Regierungen und die internationalen Gremien wie die Weltgesundheitsorganisation und die UN auch in die falsche Richtung, wenn es um die Reduzierung der Rate nicht übertragbarerer Erkrankungen geht? Vielleicht sollten sie ihre ganze Aufmerksamkeit und die finanziellen Mittel auf die Geburt konzentrieren. Mehr Programme zur Förderung und Unterstützung der natürlichen Geburt, wo immer sie möglich ist, und zur Reduzierung des Anteils der Kaiserschnittgeburten könnten helfen, die ansteigende Flut chronischer Krankheiten einzudämmen.

Stellen Sie sich vor, wir alle wären an Bord eines riesigen Raumschiffs, das durch den Weltraum rast. Wir sind alle so mit *unserem* Leben beschäftigt, dass wir nicht mitbekommen, dass das Raumschiff auf eine Katastrophe zurast – eine Kollision mit einem fernen Planeten. Dann ertönen plötzlich Alarmsirenen und Panik setzt ein. Führende Persönlichkeiten der verschiedenen Nationalitäten an Bord setzen sich zusammen, um über Möglichkeiten nachzudenken, wie die Umlaufbahn des Raumschiffs geändert werden oder wie das Raumschiff verlangsamt werden könnte, um mehr Zeit zu gewinnen, bevor es zum Zusammenstoß kommt. Sie entwerfen Pläne, die jeden an Bord dazu bewegen sollen, sich gesund zu ernähren und sich mehr zu bewegen, um das Gewicht des Raumschiffs zu reduzieren und es zu verlangsamen. Dann geschieht etwas Furchtbares: Jemand entdeckt, dass der Treibstoff des Raumschiffs etwas enthält, was dafür sorgt, dass das Raumschiff weiter beschleunigt. Niemand hat es bemerkt, weil niemand es überprüft hat. Es ist immer noch Zeit, den Treibstoff des Raumschiffs auszutauschen, um die Katastrophe abzuwenden, aber die führenden Politiker der Welt müssen jetzt handeln ...

Ist es nicht an der Zeit, dass Wissenschaftler, Forscher, Geldgeber, Regierungen, Staatsoberhäupter und internationale Gremien ihre Aufmerksamkeit auf die Geburt richten, um Möglichkeiten zu finden, unseren Weg in eine Zukunft voller chronischer Erkankungen zu verlangsamen?

## Was bedeuten nicht übertragbare Krankheiten für die Wirtschaft?

Im September 2011 veröffentlichten das Weltwirtschaftsforum und die *Harvard School of Public Health* einen gemeinsamen Bericht über die Belastung der Weltwirtschaft durch nicht übertragbare Krankheiten *(The Global Economic Burden of Non-Communicable Diseases).*[102] In diesem Bericht wurde vorhergesagt, dass die Kosten für die Behandlung nicht übertragbarer Erkrankungen die weltweiten Gesundheitssysteme bis 2030 in den Ruin treiben könnten. Das Vorwort des Berichts beginnt mit diesen Worten:

„In den nächsten 20 Jahren werden nicht übertragbare Krankheiten mehr als 30 Billionen US-Dollar Kosten verursachen, was etwa 48 Prozent des Welt-Bruttoinlandsprodukts von 2010 entspricht und Millionen von Menschen unter die Armutsgrenze drückt. Allein psychische Erkrankungen werden in diesem Zeitraum für den Verlust von zusätzlich 16,1 Billionen US-Dollar verantwortlich sein, mit dramatischen Auswirkungen auf die Produktivität und Lebensqualität."

Dies bedeutet, dass die Kosten für nicht übertragbare Krankheiten zwischen 2010 und 2030 eine Summe von 47 Billionen US-Dollar erreichen könnten.

Stefan Elbe, Professor für *International Relations* an der *Sussex University* und auch Direktor des *Centre for Global Health,* verdeutlicht die Relevanz dieser Zahl: „Wenn man sich zum Beispiel das Vereinigte Königreich ansieht, liegt seine gesamte Wirtschaftsleistung in einem einzigen Jahr bei etwa 2,5 Billionen US-Dollar. Wir beschäftigen uns hier mit Kosten, die etwa 20 Mal höher sein könnten. Die gemeinsame Wirtschaftsleistung der meisten Länder der Welt in einem beliebigen Jahr liegt unter 1 Billion US-Dollar, und sie schätzen die Kosten jetzt auf 47 Billionen US-Dollar. Das ist eine Summe, die einem in der Tat den Atem verschlägt."

Unter Bezugnahme auf den Bericht warnt Olivier Raynaud, *Senior Director of Health* des Weltwirtschaftsforums: „Die Zahlen weisen darauf hin, dass nicht übertragbare Krankheiten das Potenzial haben, nicht nur die Gesundheitssysteme zu ruinieren, sondern auch die Weltwirtschaft auszubremsen."[103]

Diese wirtschaftliche Vorhersage über das Potenzial zur Ruinierung unserer weltweiten Gesundheitssysteme bis zum Jahr 2030 ist ein Worst-Case-Szenario. Wenn dieses Szenario jedoch Realität würde, wie würden unsere Gesundheitsdienste die unglaubliche Zunahme an Patienten mit nicht übertragbaren Krankheiten bewältigen? Wäre dafür gesorgt, dass jeder genau dann behandelt wird, wenn er behandelt werden muss, oder würden einige warten müssen oder vielleicht gar nicht behandelt?

Wenn unsere Arbeitskräfte, unsere Belegschaften krank werden oder durch die Versorgung von Angehörigen, die krank sind, zusätzlich belastet werden, welche weiteren Folgen hat das für unsere Wirtschaft? Weniger Menschen, die arbeiten, das heißt: weniger

Steuereinnahmen, bei gleichzeitig erhöhtem Druck auf das Sozialwesen. Der Dominoeffekt wird womöglich endlos.

Da nicht übertragbare Krankheiten sich naturgemäß langsam entwickeln, schleppend diagnostiziert und oft schleppend behandelt werden, kann es Jahre dauern, bis die allgemeine Öffentlichkeit wach wird und das Problem zur Kenntnis nimmt. Bis dahin könnte es natürlich für eine Kursänderung zu spät sein. Da ihre Folgen jedoch so weitreichend und signifikant sind, betrachten Experten nicht übertragbare Krankheiten inzwischen als genauso große Gefahr wie weltweite Pandemien. Prof. Stefan Elbe sagt: „Wir wissen in Wirklichkeit nicht, wann die nächste Pandemie kommt und wie schwer sie sein wird. Wir verfügen jedoch bereits über sehr gute Daten darüber, dass die Raten nicht übertragbarer Krankheiten ziemlich rapide steigen. Wir wissen, dass sie in den kommenden Jahren eine ziemlich ernste Größenordnung annehmen werden."

Beängstigende Worte. Die Verbreitung nicht übertragbarer Krankheiten ist ein drängendes Problem, das sofortige Aufmerksamkeit seitens der Regierungen und weltweiten Gesundheitssysteme verlangt. „Wenn wir keine kostengünstigen Möglichkeiten finden, die nicht übertragbaren Krankheiten anzugehen", warnt Prof. Elbe, „dann werden wir am Ende bei einem ziemlich großen sozioökonomischen Problem landen."

## Was ist mit Infektionskrankheiten und deren Folgen?

Bisher haben wir uns damit beschäftigt, inwieweit ein verändertes Mikrobiom der Babys und/oder epigenetische Veränderungen bei der Geburt mit einem erhöhten Risiko für nicht übertragbare Krankheiten verbunden sein könnten. Und was ist mit Infektionskrankheiten? Nach der Hypothese von Dr. Blaser (in *Antibiotika-Overkill*) sorgt der Verlust der mikrobiellen Vielfalt in Kombination damit, dass die Weltbevölkerung enger zusammengerückt ist (dank unserer

Möglichkeiten, problemlos überall hin zu reisen), auch dafür, dass Menschen zunehmend anfälliger für Infektionskrankheiten und Pandemien werden.

In seinem Interview sagte Dr. Blaser: „Das Risiko besteht darin, dass wir, wenn unsere Mikroben zu sehr dezimiert sind, sehr anfällig für einen Eindringling, einen Krankheitserreger werden, der irgendwo auftaucht und sich überall auf der Welt verbreiten und eine furchtbare Epidemie oder Pandemie verursachen könnte. Pandemien sind ja in der Vergangenheit schon aufgetreten und wir sind durch Pandemien verwundbar. Inzwischen leben viel mehr Menschen auf der Welt, wir leben enger zusammen, weil Flugzeuge und andere Verkehrsmittel dafür sorgen, dass wir innerhalb von nicht mehr als zwei Tagen jedes Dorf auf der Welt erreichen können. Wir sind also eine sehr große, untereinander verbundene Gemeinschaft, und dadurch sind wir anfälliger für Krankheitserreger. Wenn unsere Abwehrkräfte jetzt schwächer werden, wenn wir nicht mehr die frühere Vielfalt haben, dann werden wir noch anfälliger."

Lee Jong-wook, ehemaliger Generaldirektor der Weltgesundheitsorganisation, sagte, dass Infektionskrankheiten keine nationalen Grenzen respektierten.[104] In einem Artikel für ein UN-Magazin über „National Security and Pendemics" schrieb die Autorin Sara E. Davies, dass Infektionskrankheiten, weil sie die Fähigkeit haben, mit uns zu reisen, über Grenzen hinweg, das Potenzial hätten, viele Gesellschaften, politische Systeme und Wirtschaften gleichzeitig zu schwächen.[105]

Dr. Blaser bezeichnet dieses Szenario als „antibiotischen Winter", ein Szenario, das sehr trostlos ist: „Es könnte wirklich zu unsäglich vielen Todesfällen führen. Wenn dies morgen geschähe, wäre es jetzt schon zu spät, dann könnten wir nicht mehr viel dagegen tun. Aber wenn es vielleicht erst in 50 Jahren geschieht, dann können wir Wege finden, um uns davor zu schützen und unsere Vielfalt wieder herzustellen. Und genau das müssen wir tun."

## Müssen wir uns um die Zukunft der Menschheit Sorgen machen?

Wenn die Worst-Case-Szenarien für nicht übertragbare Krankheiten und Infektionskrankheiten noch nicht schlimm genug sein sollten, dann gibt es auch noch die Möglichkeit einer noch weiter reichenden Gefahr für unsere Existenz als Spezies: Je mehr Eingriffe wir bei Schwangerschaft und Geburt haben, desto größer sind die Auswirkungen auf unser epigenetisches Erbe – jeder Eingriff hat möglicherweise Folgen für die Gesundheit unserer Kinder und Kindeskinder und darüber hinaus (siehe S. 137–147).

Prof. Sue Carter, eine international anerkannte Expertin auf dem Gebiet Verhaltensneuroendokrinologie, bringt ihre tiefe Sorge darüber zum Ausdruck, dass wir die langfristigen Folgen verbreiteter Eingriffe bei der Geburt nicht kennen: „Ich denke, wir befinden uns mitten im größten Experiment in der menschlichen Geschichte und wir führen dabei leider nicht die kontrollierten Studien durch, die wir bräuchten, um zu wissen, was die Konsequenzen sein werden. Ich finde das skrupellos. Ich finde, das ich nicht akzeptabel. Ich sage nicht, dass wir die Verfahren und die medizinischen Fortschritte nicht nutzen sollten, die wir haben. Ich sage vielmehr, dass wir es unseren Kindern schulden, dass wir alles tun, was wir können, um zu erfahren, was die Konsequenzen für das einzelne Kind bei diesen Verfahren sein könnten."

Wenn wir nicht wissen, welche langfristigen Folgen die gängigen Eingriffe bei der Geburt für unsere Kinder haben, dann wissen wir erst recht nicht, was die Folgen für viele Generationen weiter in der Zukunft sein werden, wie dies auch von der Dozentin Aleeca Bell verdeutlicht wurde: „Es ist unverantwortlich, dieses sich entwickelnde System im Baby, dieses empfindliche Übergangssystem in der Mutter biologisch zu manipulieren und die Konsequenzen nicht zu kennen. Wir haben nicht die geringste Ahnung, welche Art von langfristigen erblichen, generationsübergreifenden Veränderungen stattfinden können."

„Meine Sorge für die Zukunft ist“, sagt Dr. Carter, „dass wir irgendwann auf diese Zeit zurückblicken und sagen werden: ‚Ich kann es nicht glauben, dass wir unseren Kindern das angetan haben.‘ Wir wussten nicht, was wir taten.“

Prof. Lesley Page äußert ihre Furcht in Bezug auf das, was wir hinsichtlich der Bindungen innerhalb der Familien in Zukunft möglicherweise anrichten: „Wir könnten in einer Weise Einfluss auf die künftige menschliche Gesellschaft nehmen, wie wir es uns im Moment noch nicht vorstellen können. Wir könnten Einfluss auf die Beziehung zwischen Mutter und Kind, zwischen Vater und Kind und die Beziehungen innerhalb der Familie nehmen. Und diese werden wiederum weitreichende Auswirkungen auf die Gesellschaft haben.“

## Der Mikrobiom-Effekt – vergleichbar mit der globalen Erwärmung unseres Planeten

Im Juni 1988 trat Dr. James E. Hansen, ein NASA-Wissenschaftler, vor dem US-Kongress auf und bezeugte, dass die globale Erwärmung bereits begonnen habe. Dr. Hansen sagte, dass er zu 99 Prozent sicher sei, dass es sich bei der globalen Erwärmung „nicht um eine natürliche Schwankung handelt, sondern dass sie durch die Anreicherung mit Kohlendioxid und anderen künstlichen Gasen in der Atmosphäre verursacht wird“, heißt es in einem Bericht der *New York Times* dazu.[106]

Im Januar 2015 verabschiedete der US-Senat eine Erklärung, wonach es als Tatsache angesehen wird, dass die globale Erwärmung stattfindet. Der Senat schreckte jedoch davor zurück einzuräumen, dass der Mensch schuld daran ist.[107] Das heißt, dass über ein Viertel Jahrhundert nach Dr. Hansens historischem Zeugnis vergehen musste, bis der US-Senat die globale Erwärmung schließlich als Tatsache anerkannte. Diese Verzögerung könnte sich in Bezug auf potenzielle Umweltschäden in den dazwischen liegenden 27 Jahren als sehr kostspielig erwiesen haben.

Experten beginnen inzwischen Parallelen zu ziehen zwischen dem, was auf einer Makroebene geschieht – mit dem Klimawandel auf der Ebene unseres Planeten –, und dem, was auf der Mikroebene geschieht – mit dem Verlust der bakteriellen Vielfalt auf der Ebene unseres Mikrobioms.

Dr. Maria Gloria Dominguez Bello erklärt: „Es geht nicht nur um die globale Erwärmung auf der Ebene unseres Planeten, sondern auch um das, was in unserem Körper ist. Wir haben auf unsere Makro-Ökosysteme, unsere Umwelt-Ökosysteme Einfluss genommen, aber wir haben auch Einfluss auf unsere Mikro-Ökosysteme, unsere mikrobiellen Ökosysteme genommen."

Prof. Dahlen greift ebenfalls auf die Analogie zur globalen Erwärmung zurück: „Wir haben heute, etwa so wie beim Klimawandel, vielleicht noch nicht alle Antworten, aber wir erkennen, dass es ein großes Problem ist." Im nächsten Kapitel gehen wir darauf ein, wie wir ein großes Problem heute stoppen könnten, das morgen ein noch größeres Problem sein wird.

**Zusammenfassung der wesentlichen Punkte dieses Kapitels:**

1. Nicht übertragbare Krankheiten sind derzeit die weltweit führende Todesursache.
2. Die Weltgesundheitsorganisation (WHO) hat vier Hauptrisikofaktoren für nicht übertragbare Krankheiten identifiziert: Rauchen, Alkoholmissbrauch, schlechte Ernährung und Bewegungsarmut.
3. Im Jahr 2011 sagte ein historischer gemeinsamer Bericht des Weltwirtschaftsforums und der *Harvard School of Public Health* voraus, dass die Kosten für nicht übertragbare Krankheiten bis zum Jahr 2030 auf 47 Billionen US-Dollar ansteigen und unsere weltweiten Gesundheitssysteme potenziell ruinieren würden.

4. Per Kaiserschnitt geborene Kinder sind einem deutlich erhöhten Risiko ausgesetzt, später im Leben mehrere nicht übertragbare Krankheiten zu entwickeln. Kaiserschnittgeburten könnten ein Faktor sein, der das in dem Bericht von 2011 beschriebene Katastrophenszenario schneller Wirklichkeit werden lässt.
5. Die Geburtsmethode wird derzeit nicht als Risikofaktor aufgeführt, der zu nicht übertragbaren Krankheiten beiträgt, aber vielleicht ist es an der Zeit, dies zu tun?
6. Missbrauch von Antibiotika, die erhöhte Verwendung von antibakteriellen Produkten sowie die steigenden Raten von Kaiserschnittgeburten – all das könnte dazu beitragen, dass wichtige Mikrobenarten verloren gehen, sodass Populationen anfälliger für Pandemien werden. Ein Worst-Case-Szenario für die Zukunft ist der von Dr. Martin Blaser beschriebene „antibiotische Winter".

Video „Worst-Case-Szenario":
*vimeo.com/151885516*

# 9
# Was können wir tun?

## Was wir bisher gelernt haben

Die neueste wissenschaftliche Forschung deutet darauf hin, dass es eine Verbindung gibt zwischen dem, was bei der Geburt geschieht, und der Gesundheit des Kindes in seinem späteren Leben. Wenn wir bei der natürlichen Geburt eingreifen (etwa durch den Einsatz von Oxytocin, um die Wehen zu beschleunigen) oder sie ganz umgehen (wie bei einem bewusst gewählten Kaiserschnitt), nehmen wir wahrscheinlich Einfluss auf die mikroskopischen Ereignisse, die um die Geburt herum stattfinden. Auf alle Fälle brauchen wir weitere Studien, um die Auswirkungen auf das Mikrobiom des Babys richtig einzuschätzen zu können.

Per Kaiserschnitt geborene Kinder scheinen einem größeren Risiko ausgesetzt zu sein, im späteren Leben bestimmte immunbedingte Krankheiten zu entwickeln. Dafür gibt es zwei plausible Erklärungen: Erstens wird die optimale Ansiedelung des Darmmikrobioms des Babys durch einen Kaiserschnitt verändert. Zweitens kann ein Kaiserschnitt bestimmte epigenetische Veränderungen hervorrufen, die mit negativen gesundheitlichen Folgen im späteren Leben in Zusammenhang stehen. Die mit einer Kaiserschnittgeburt verbundenen langfristigen gesundheitlichen Risiken könnten ursächlich auf die eine oder andere dieser Möglichkeiten oder auf eine Kombination von beidem oder vielleicht auch auf etwas ganz anderes zurückzuführen sein.

Was wir indes mit Sicherheit wissen, ist, dass das aktuelle Ausmaß der Verbreitung nicht übertragbarer Krankheiten ein sehr ernstes weltweites Problem ist. Allenthalben ist eine Zunahme an Asthmaerkrankungen, Allergien, Fettleibigkeit, an einigen Krebsarten, Herz-Kreislauf-Erkrankungen, Atemwegserkrankungen, Autoimmunkrankheiten und einer Vielzahl von psychischen Krankheiten zu verzeichnen. Die Kosten für die Behandlung werden, so wird prognostiziert, die Gesundheitssysteme weltweit bis zum Jahr 2030 ruinieren.

Darüber hinaus haben die Bevölkerungen in Industrienationen möglicherweise bereits ein Drittel ihrer bakteriellen Vielfalt verloren. Nach der von Dr. Blaser in seinem Buch *Antibiotika-Overkill* aufgestellten Hypothese könnte dieser Mangel an bakterieller Vielfalt zu dem Anstieg nicht übertragbarer Krankheiten beitragen und bewirken, dass wir alle anfälliger für Infektionskrankheiten werden, mit dem Ergebnis, dass wir als Nationen anfälliger für Pandemien sind.

Die Zunahme von Erkrankungen scheint weitgehend auf unsere Ernährung und unseren Lebensstil zurückzuführen sein. Wir alle können etwas für unsere Gesundheit tun, indem wir unsere Ernährung und unseren Lebensstil ändern. Wenn werdende und künftige Eltern sich über die mikroskopischen Ereignisse informieren, die bei der Geburt stattfinden, und diese bei ihren Planungen rund um die Geburt berücksichtigen, haben sie eine Chance, die gesundheitliche Verfassung künftiger Generationen zu verbessern. In allen Situationen hat die Gesundheit des Kindes und der Mutter natürlich Vorrang und manche Eltern haben bei einem Kaiserschnitt keine Wahl, weil er lebensrettend ist. Wenn das Kind per Kaiserschnitt geboren werden muss, könnte dies in Zukunft vielleicht durch die Option der Vaginal-Seeding-Methode unterstützt werden (unter der Voraussetzung, dass das vaginale Mikrobiom der Mutter auf Krankheitserreger negativ getestet worden ist), die von Dr. Dominguez Bello praktiziert wird, um das Mikrobiom des Babys mit den vaginalen Bakterien der Mutter anzusiedeln. Vielleicht gibt es in Zukunft auch noch andere Möglichkeiten, die Darmmikroben der Mutter auf das Baby zu übertragen, damit sie sich im Darm des Babys mit ansiedeln können.

Zusätzlich zu einer Umstellung der Ernährung und des Lebensstils sowie der Praktiken bei der Entbindung ist dringend mehr wissenschaftliche Forschung erforderlich, die definitive Antworten auf die Fragen zu den langfristigen Folgen der üblichen Eingriffe bei der Geburt liefert. Als wir Aleeca Bell interviewten, fasste sie die Dringlichkeit und die enorme Tragweite der Situation mit einer treffenden Frage zusammen: „Wenn wir die Dinge nicht aus einer größeren Perspektive betrachten und Forschung finanzieren, die die klugen Fragen stellt, die großen Fragen, die Entwicklungsfragen, generationsübergreifende Fragen, epigenetische Fragen – wie sollen wir dann wissen, ob wir nicht bereits dabei sind, den Kurs der Menschheit zu verändern?“

## Was wir tun können, um etwas zu verändern

Es gibt viele Möglichkeiten, wie wir als Individuen und als Gemeinschaft zusammen ein Katalysator für Veränderungen und so ein Teil der Lösung sein können. Die fünf obersten Punkte auf unserer To-do-Liste der Dinge, die wir in den nächsten Jahren tun sollten, um zu einer Veränderung beizutragen, sind die folgenden:

1. *Die wichtige Botschaft propagieren, dass eine natürliche Geburt (wenn möglich), sofortiger Hautkontakt und Stillen (so lange wie möglich) der beste Weg sind, um das optimale Ansiedeln und Ernähren des Darmmikrobioms des Babys zu gewährleisten.*

Dr. Rodney Dietert zufolge sollten die natürliche Geburt, sofortiger Hautkontakt und Stillen zu jeder Geburtsplanung gehören. „Jeder Mediziner und jeder im Gesundheitsdienst, der sich um schwangere Frauen kümmert, sollte über diese Dinge informiert sein. Er sollte über die Bedeutung des Mikrobioms informiert sein und ein gesundes Mikrobiom unterstützen, weil es ein Leben lang Einfluss auf die Gesundheit hat.“

2. *Für Babys, die notfallmäßig per Kaiserschnitt geboren werden müssen, „frauenzentrierte" oder „natürliche" Kaiserschnitttechniken propagieren (siehe S. 110–112); dazu gehört auch, dass das Baby der Mutter unmittelbar nach der Entbindung auf die Brust gelegt wird, und dass Stillen voll unterstützt wird. Wir wollen uns über die Forschungsergebnisse und über machbare Lösungen für die Herstellung oder wenigstens die partielle Herstellung des Mikrobioms bei Kaiserschnittbabys auf dem Laufenden halten.*

3. *Uns für mehr Forschung über die langfristigen Folgen medizinischer Eingriffe bei der Geburt einsetzen.*

Um klinische Praktiker, Geburtshelfer, politische Berater, Krankenhausmanager und vielleicht auch die Mainstream-Medien davon zu überzeugen, dass dies ein Thema ist, das dringend weltweite Aufmerksamkeit verdient, brauchen wir gesicherte wissenschaftliche Forschungsergebnisse. Wir brauchen überzeugende Belege aus fundierten wissenschaftlichen Studien. „Wir brauchen mehr wissenschaftliche Untersuchungen, um die Probleme aufzuzeigen und auch Lösungen zu entwickeln", sagt Martin Blaser.

Was ist erforderlich, um dafür zu sorgen, dass es mehr Forschung gibt? Eine groß angelegte wissenschaftliche Studie umfasst viele Schritte: angefangen dabei, dass die weltweit veröffentlichte Literatur zum Thema zu recherchieren und zu sichten ist, über die Konzeption und die Erforschung von Tiermodellen bis hin zum Planen wissenschaftlicher Studien über den Menschen. All dies erfordert sehr viel Zeit. „Solche Studien könnten 10, 20, 30, 40, 50, 60 Jahre dauern", sagt Prof. Neena Modi.

Eine umfassende medizinische Studie wird auch mit hohen Investitionen verbunden sein, wie Dr. Martin Blaser erklärt: „Wir müssen auf grundlegend neue Art und Weise in unsere Gesundheitsinfrastruktur investieren. Genau so, wie wir in den Bau von Straßen und Brücken investieren, sind dies Projekte, die für eine einzelne Person zu groß sind. Wir können entweder *jetzt* dafür zahlen, indem wir in Forschung investieren und höhere Kosten für bestimmte Medikamente bezahlen, oder wir können später in der Klinik dafür bezahlen ... Es ist besser, *jetzt* dafür zu zahlen."

Und um dafür zu sorgen, dass die Forschung in Angriff genommen wird, muss es Menschen geben, die das verlangen. „Ich möchte Eltern sehen, die verlangen, dass diese Forschung durchgeführt wird", sagt Prof. Modi. „Ich möchte Forscher sehen, die Studien entwickeln und darauf drängen, dass sie realisiert werden. Ich möchte Geldgeber sehen, die sagen: ‚Wir finanzieren Langzeitforschung und nicht nur Forschung, die kurzfristige Ergebnisse liefert.' Ich möchte Politiker sehen, die sagen: ‚Wir können keine vernünftige Politik machen, wenn wir diese Studien nicht haben.' Vor uns liegt eine große Chance. Wir sollten sie zusammen nutzen."

4. *Verlangen, dass Mediziner und Praktiker im Gesundheitsdienst mehr Schulung erhalten über die Bedeutung der Ansiedelung des Darmmikrobioms des Babys und der potenziellen epigenetischen Veränderungen, die bei der Geburt stattfinden.*

Viele der Informationen über die mikroskopischen Ereignisse, die bei der Geburt stattfinden, sind so neu, dass sie relativ wenigen im Gesundheitswesen bekannt sind, und selbst wenn sie bekannt sind, kann es Jahre dauern, bis sie Eingang in die Krankenhauspraxis finden.

Das Ganze läuft etwa folgendermaßen ab: Forscher veröffentlichen neue Forschungsergebnisse; die Medien oder prominente Persönlichkeiten aus diesem Forschungsbereich greifen sie auf und setzen sich dafür ein; und die Organisationen, die für die Berufe im Zusammenhang mit Schwangerschaft und Geburt zuständig sind, müssen zustimmen und sie absegnen. Dann werden sie zu Schulungen für die entsprechenden Mediziner und Praktiker ausgearbeitet.

Allgemein anerkannte Forschungsergebnisse können sodann in die Studienpläne von Studenten einfließen, die eine medizinische Laufbahn einschlagen, aber auch in die Ausbildung von Hebammen, Wochenpflegerinnen, Stillberaterinnen, Kursleiterinnen für Geburtsvorbereitung und anderen Fachkräften in diesem Bereich. Diejenigen, die bereits im Beruf sind, müssen darüber ebenso informiert werden wie jene, die diesen Weg gerade erst eingeschlagen haben.

Philip Steer, Prof. emeritus für Geburtshilfe, erklärt: „Wir machen Fortschritte in Bezug auf das Wissen, sowohl was die Probleme angeht als auch wie man damit umgehen kann. Und das Problem ist dann natürlich, wie wir es schaffen, dass diese Informationen bei den entsprechenden Medizinern und Fachkräften ankommen. Und das läuft auf Schulung, Schulung, Schulung hinaus."

Wenn die Praktiker erst einmal über die Forschungsergebnisse informiert sind, fließen sie in die Krankenhauspraxis ein. Der gesamte Prozess – von der Veröffentlichung der Forschungsergebnisse bis zur Änderung der Krankenhauspraxis – kann mehrere Jahre dauern. Deshalb ist es höchste Zeit, Alarm zu schlagen.

5. *In der breiten Öffentlichkeit ein Bewusstsein für alle in diesem Buch angesprochenen Informationen schaffen.*

Wir glauben, dass es zwei Möglichkeiten gibt, Veränderungen herbeizuführen.

*Erstens von oben nach unten, …*

… indem politische Entscheidungsträger (ob Politiker auf einer nationalen Ebene oder Krankenhausmanager auf einer lokalen Ebene) beschließen, die Politik oder die Praxis zu ändern oder neue Gesetze einzuführen. Dann sind auch alle auf den „unteren Ebenen" an diese neuen Gesetze gebunden. Wir alle können dazu beitragen, Änderungen von oben herbeizuführen, indem wir versuchen, politische Entscheidungsträger zu beeinflussen, indem wir ihnen Briefe schreiben, sie anrufen, eine E-Mail-Kampagne starten, eine Online-Petition initiieren oder sogar einen Termin vereinbaren, um Entscheidungsträger persönlich zu treffen.

*Zweitens von unten nach oben, …*

…in diesem Fall kann durch Aktivismus von unten her ein Bewusstsein geschaffen werden, mithilfe von sozialen Medien oder durch Veranstaltungen wie Filmvorführungen oder einfach durch Mundpropaganda.

Je mehr Menschen von dem Problem hören, desto mehr Menschen werden in die Diskussion einbezogen. Und mit einem Mal spricht jeder darüber. Es wird ein Thema des „Zeitgeistes". Ein „Veränderer" weiter oben hört davon und beschließt, dass er helfen möchte, eine Lösung zu finden. Wenn er es schafft, weitere Freunde davon zu überzeugen, bei der Lösung mitzumachen, haben Sie den Wendepunkt erreicht. Eine Lösung wird gefunden. Jemand – eine Regierung, eine Organisation – treibt das Geld auf, um groß angelegte Forschungsprogramme zu finanzieren. Vielleicht treiben sie genug Geld auf, um eine ganze Palette an medizinischen Forschungsprojekten zu finanzieren. Das ist dann der Punkt, an dem Veränderungen geschehen – wenn der Wille, das Geld und der Moment für Veränderungen zusammentreffen.

Die Möglichkeit von Veränderungen liegt vor uns. Wenn genügend Menschen genügend Fragen zu den langfristigen Folgen der modernen Geburtspraktiken stellen, verschaffen wir dem Thema genug Gewicht, um den Wendepunkt zu erreichen, und dann wird es schnell zu Veränderungen kommen. Aus einer fernen Möglichkeit wird die große Wahrscheinlichkeit von Veränderungen.

Dieser ganze Prozess kann mit etwas ganz Einfachem beginnen, etwa dass ganz gewöhnliche Menschen Fragen stellen. Wenn Sie schwanger sind, fragen Sie Ihren Arzt oder Ihre Hebamme, welche Möglichkeiten bei Ihnen vor Ort gegeben sind, die Ihnen helfen, das Mikrobiom ihres Babys anzusiedeln und zu ernähren. Wenn sie keine Antwort darauf haben oder die Frage nicht verstehen, vergessen Sie nicht, dass Sie sie einfach dadurch, dass sie fragen, motivieren werden, eine Antwort zu finden. Wenn genügend schwangere Frauen die gleiche Frage stellen, werden schließlich auch Verantwortliche auf höheren Ebenen davon hören, sodass am Ende Methoden und Ressourcen vorhanden sein werden, die gewährleisten, dass jedes Krankenhaus, jedes Geburtshaus und jede Hebamme bei jeder Geburt das Ansiedeln und Ernähren des Mikrobioms unterstützt.

***Was wir im späteren Leben tun können, um mögliche Folgen einer Kaiserschnittgeburt zu minimieren***

Die Tochter von Dr. Dominguez Bello wurde vor mehr als 20 Jahren auch per Kaiserschnitt geboren: „Was ich meiner Tochter empfehle, ist, sich natürlich zu ernähren, verarbeitete Lebensmittel zu meiden und generell einen gesunden Lebensstil zu pflegen. Wenn sie einen gesunden Lebensstil hat, sich von natürlichen Lebensmitteln ernährt und Antibiotika meidet, wird sie hoffentlich eines Tages Mutter sein, und dazu muss sie die Vielfalt erhalten, die sie heute hat, um sie an die nächste Generation weitergeben zu können."

## Wie Sie sich aktiv beteiligen können

Wenn Sie sich aktiv an diesem Katalysatorprozess für Veränderungen beteiligen möchten, was können Sie tun? Stellen Sie Fragen! Suchen Sie nach Antworten. Schauen Sie sich die in diesem Buch genannten wissenschaftlichen Untersuchungen und Quellen an. Sprechen Sie mit Freunden, Familienmitgliedern und Kollegen über das, was Sie erfahren haben. Sprechen Sie mit Ihrem lokalen Politiker, mit einem Kliniker, einer Hebamme und Geburtsvorbereitungskursleiterin. Sprechen Sie in Ihrer lokalen Elterngruppe darüber. Machen Sie eine Veranstaltung, bei der Sie den *Microbirth*-Film zeigen. [Die deutsche Fassung ist unter dem Titel *Microbirth. Der größte Moment* im Januar 2015 im Verlag *Scorpio* als DVD erschienen. Anmerk. d. Verlags] Nutzen Sie Twitter, Facebook und andere soziale Medien, um über das Thema zu diskutieren. Beginnen Sie *jetzt,* ein Bewusstsein dafür zu schaffen.

Prof. Dr. Martin Blaser sagt, dies sei eine drängende Krise der öffentlichen Gesundheit, die verlange, jetzt zu handeln: „Wir müssen die Öffentlichkeit wachrütteln, damit sie versteht, was auf dem Spiel steht und woher das kommt."

Die Möglichkeit von Veränderungen liegt vor uns. Wir haben die Wahl. Wir können uns entweder zurücklehnen und nichts tun oder wir können jetzt handeln. Die Folgen dieser Entscheidung sind mehr als gewaltig, sie sind dramatisch.

„Wenn die Art, wie wir geboren werden, Einfluss auf unsere langfristige Gesundheit hat, müssen wir jetzt etwas tun", sagt Prof. Neena Modi. „Wir müssen diese Chance nutzen, um tatsächlich eine Wende in der Entwicklung der menschlichen Gesundheit und der menschlichen Geschichte herbeizuführen." Ähnlich fasst Prof. Stefan Elbe die Situation zusammen: „Ich glaube, dies ist eine Situation, in der wir alle zusammen eingreifen müssen, zum Nutzen der Menschheit."

Ist es vielleicht schon zu spät, um eine Veränderung herbeizuführen? Jacquelyn Taylor verneint dies: „Ich glaube nicht, dass es jemals zu spät ist. Ich glaube nur, dass wir uns schneller bewegen müssen." Dr. Dominguez Bello pflichtet ihr bei: „Ich meine nicht, dass es zu spät ist. Ich meine, dass wir viel mehr an diesen großen Problemen arbeiten sollten, und wir brauchen eine Menge Unterstützung von vielen Wissenschaftlern überall auf der Welt. Denn es ist ein globales Problem. Es ist kein amerikanisches Problem. Es ist kein europäisches Problem. Es ist kein japanisches Problem. Es ist kein chinesisches Problem. Es ist ein Problem der Menschheit."

## Abschließende Gedanken unserer Experten

Wir haben unsere Experteninterviews immer mit nachdenklichen Fragen beendet und nach den Hoffnungen und Ängsten für die Zukunft gefragt und warum den Befragten das Thema am Herzen liegt. Wir waren aufrichtig überrascht über das Feuer, die Leidenschaft und das Engagement für Veränderungen, die aus den Antworten aller sprachen.

„Ich habe sowohl Hoffnungen als auch Ängste für die Zukunft", sagt Prof. Martin Blaser. „Ich habe Angst vor Szenarien wie dem ‚antibiotischen Winter'. Ich habe Angst vor der Zunahme von Krankheiten wie Fettleibigkeit, Diabetes und Asthma. Diese Zunahme ist wirklich alarmierend. Wir nutzen aber die Wissenschaft, um zu versuchen, Probleme zu lösen und neue Lösungen zu finden, und das Mikrobiom findet sehr viel Interesse. Ich hoffe, das wird zu neuen Erkenntnissen und Lösungen führen."

Jacquelyn Taylor sagt: „Es liegt mir am Herzen, weil ich Mutter bin. Ich habe Kinder. Ich möchte, dass meine Kinder von dieser Art von Forschung profitieren."

„Es liegt mir am Herzen", erklärt Dr. Rodney Dietert, „weil wir nicht 80 Jahre unseres Lebens so verbringen sollten, dass auf *eine* chronische Krankheit die nächste chronische Krankheit folgt, auf die dann eine dritte folgt, mit noch mehr Medikamenten, mit noch mehr medizinischen Interventionen. Das muss nicht sein. Wir können auf Prävention setzen. Wir können einen Unterschied bewirken. Und wir können dies früh im Leben tun. Wir wissen, was zu tun ist, und wir sollten es tun. Es ist so einfach. Die Lösung beginnt bei der Geburt."

„Es gibt einen Dominoeffekt im Zusammenhang mit der Geburt", sagt Aleeca Bell, „dadurch dass Frauen ein Gefühl dafür entwickeln können, wie sie ihrem Baby den bestmöglichen Start ins Leben geben. Sie sind wach, sie sind aktiviert, sie sind engagiert, sie sind stark. Sie bringen Kinder zur Welt, die wach sind. Ich glaube wirklich, dass diese in der Evolution etablierten physiologischen Prozesse bei der Geburt eine Bedeutung haben, weil sie Systeme bei der Mutter und dem Baby in Gang setzen."

Prof. Hannah Dahlen erklärt: „Wir hätten uns nicht zu dem Menschen entwickelt, der wir heute sind, wenn der Geburtsprozess nicht mit einem wesentlichen Nutzen verbunden wäre. Somit denke ich, dass wir dort ansetzen sollten. Was ist unsere Bestimmung und wie sollten wir in diese Welt kommen?"

„Wir sorgen uns nicht nur bei der Geburt um ein gesundes Baby", konstatiert Prof. Lesley Page. „Wir beginnen jetzt auch zu sehen, dass wir Einfluss auf die künftige Gesundheit dieses Babys nehmen können – und auf die Zukunft der Gesellschaft."

Prof. Anita Kozyrskyj sagt: „In meinem früheren Beruf als Apothekerin auf einer Intensivstation für Früh- und Neugeborene hatte ich natürlich viel mit dem Verabreichen von Medikamenten an Babys zu tun. Ich bin der Meinung, dass Medikamente (mögen sie auch als unbedenklich zugelassen sein) bei Säuglingen oft eingesetzt werden, ohne ihre *langfristigen* Auswirkungen richtig zu bedenken. Zu den Medikamenten, die mich interessieren, gehören Antibiotika. Deshalb denke ich, dass mein Beitrag wichtig sein wird, und deshalb liegen mir wissenschaftliche Untersuchungen darüber am Herzen, ob Interventionen wie eine Antibiotika-Behandlung zu Veränderungen im Fußabdruck der Darmmikrobiota des Säuglings führt, die das Risiko für künftige Krankheiten erhöhen können."

„Unser westlicher Lebensstil und unsere Technologie haben uns viele gute Dinge gebracht", sagt Dr. Maria Gloria Dominguez Bello. „Aber sie haben auch zu Kollateralschäden geführt. Wir müssen verstehen, was die Folgen sind, und versuchen, sie zu korrigieren, bevor es zu spät ist. Meine Hoffnung für die Zukunft ist, dass wir die Schäden beheben können, die bereits entstanden sind, und dass die Zukunft der Menschheit eine gesunde sein wird."

## Unsere eigenen Ängste und Hoffnungen

Wenn die Rollen getauscht und *uns* die gleichen abschließenden Fragen nach unseren Hoffnungen und Ängsten für die Zukunft gestellt würden und nach dem, was uns am Herzen liegt, dann würden wir sagen:

*Unsere größte Angst und Sorge ist, dass die Welt unsere Botschaft ignoriert. Dass sich nichts ändert.*

*Unsere größte Hoffnung ist, dass wir mit diesem Buch eine Saat der Möglichkeit säen, dass Veränderungen herbeigeführt werden können. An irgendeinem Punkt wird dann aus dieser Möglichkeit die Wahrscheinlichkeit.*

Wir haben drei Jahre an diesem Projekt gearbeitet. In gewisser Hinsicht ist es so, als stünden wir immer noch am Anfang. Wenn die Saat der Veränderung aufgeht, wenn dieses Buch helfen kann, eine Art Graswurzelbewegung zu mobilisieren, dann könnte es ein starker Katalysator für Veränderungen sein. Dieser Katalysator filtert nach oben, sodass die Entscheidungsträger im Gesundheitswesen und in der Politik sich für die mikroskopischen Vorgänge zu interessieren beginnen, die bei der Geburt stattfinden. Wenn dies geschieht, werden wir stolz sein.

Wir sind offensichtlich nicht die Einzigen, die Fragen zum Mikrobiom und zur Epigenetik stellen. Neben den Professoren, die wir interviewt haben, gibt es viele weitere Akademiker, Forscher, Journalisten und Autoren, die sich ebenfalls mit diesem vielfältigen und sich schnell wandelnden Bereich beschäftigen. Mit jeder Entdeckung, mit jeder akademischen Publikation, mit jedem neuen Film, mit jeder neuen Buchveröffentlichung wächst das Bewusstsein für dieses drängende und wichtige Problem.

Es liegt uns am Herzen, dass weitere Bücher wie dieses hier geschrieben werden, weil wir uns wünschen, dass sie Katalysatoren für Veränderungen sind. Wir möchten die Welt zu einem besseren Ort für *unsere* Tochter und für *alle* Kinder machen. Wir hoffen, dass Sie jetzt, nachdem Sie unser Buch gelesen und unsere Geschichten und Argumente gehört haben, auch den Wunsch haben, alles zu tun, was Sie können, um die Welt zu einem besseren Ort für alle Kinder zu machen. Wir hoffen, dass Sie an unserer Seite sind, wenn wir die Welt gemeinsam verändern.

**Zusammenfassung der wesentlichen Punkte dieses Kapitels:**

1. Es ist nicht zu spät, die Dinge zum Besseren zu wenden. Aber wir müssen jetzt handeln.
2. Wir müssen ein Bewusstsein dafür schaffen, dass der beste Weg, um das Mikrobiom des Babys anzusiedeln und zu ernähren, die natürliche Geburt ist, wenn möglich mit sofortigem Hautkontakt und Stillen (auch hier wiederum natürlich nur, wenn dies möglich ist).
3. Wenn ein Baby per Kaiserschnitt geboren werden muss, könnten die Geburtshilfesysteme dazu beitragen, das Mikrobiom des Babys optimal anzusiedeln und zu ernähren, indem der sofortige Hautkontakt mit der Mutter im Kreißsaal und auch das Stillen gefördert werden. Darüber hinaus könnte die von Dr. Dominguez Bello untersuchte Vaginal-Seeding-Methode weiterverfolgt und als mögliche Option in der Zukunft mit einbezogen werden (vorbehaltlich dessen, dass die werdende Mutter untersucht worden ist, um sicherzugehen, dass ihr vaginales Mikrobiom gesund ist).
4. Sofern Stillen nicht möglich ist, könnten die Hersteller von Formulanahrung vielleicht dazu angehalten werden, Produkte zu entwickeln, die die mikrobiellen (präbiotischen und probiotischen) und Immunkomponenten der Muttermilch besser nachahmen.
5. Wir brauchen sofort mehr voll finanzierte Forschung über die möglichen langfristigen Folgen medizinischer Eingriffe bei der Geburt.

6. Wir alle müssen uns noch einmal unsere derzeitigen antimikrobiellen Praktiken, unsere Ernährungsformen und Lebensstile anschauen – angefangen beim hohen Einsatz von Antibiotika in Landwirtschaft und Medizin bis hin zur übermäßigen Verwendung antibakterieller Produkte – und wenn nötig auch Wege finden, um die Rate von Kaiserschnittgeburten zu reduzieren.
7. Alle derzeit (und künftig) bei der Geburt involvierten Mediziner und Fachkräfte müssen über die „Best Practices", die besten bereits erprobten Maßnahmen unterrichtet und darin geschult sein, um das Mikrobiom eines Babys optimal ansiedeln und ernähren zu können.
8. Veränderungen können von oben nach unten bewirkt werden, indem ein Bewusstsein für dieses Problem bei nationalen und regionalen Entscheidungsträgern in der Politik und im Gesundheitswesen sowie bei den Krankenhausmanagern geschaffen wird.
9. Veränderungen können auch von unten nach oben herbeigeführt werden, indem jede werdende Mutter einfach ihren Arzt oder ihre Hebamme bittet, ihr dabei zu helfen, das Mikrobiom ihres Babys anzusiedeln und zu ernähren.
10. Und schließlich gibt es noch andere direkte Aktionen durch Kampagnen in sozialen Medien, durch Petitionen und Veranstaltungen, um immer mehr Menschen mit diesem Thema zu erreichen und in die Diskussion einzubeziehen. An diesem Punkt wäre dann ein Wendepunkt erreicht. Das ist der Punkt, an dem wir die Welt gemeinsam verändern.

Video „Was die Autoren als Nächstes planen":
*vimeo.com/152602719*

# 10
# Erkenntnisse aus der Forschung

## 10.1. Welche langfristigen Folgen hat der Einsatz von synthetischem Oxytocin bei der Geburt für das Baby?

Dozentin Aleeca Bell und Prof. Sue Carter haben die langfristigen, potenziell generationsübergreifenden Folgen des Einsatzes von synthetischem Oxytocin bei der Geburt untersucht. Synthetisches Oxytocin ist unter den Handelsnamen *Pitocin* und *Syntocinon* im Handel. Vielfach wird es einfach als Oxytocin bezeichnet, ohne dass zwischen der synthetischen Form des Hormons und dem bei den Wehen, der Geburt und nach der Geburt natürlich vorkommenden körpereigenen Hormon der Mutter unterschieden wird.

Nachstehend finden Sie redigierte Auszüge aus der Abschrift der gefilmten Interviews, die im Juli 2013 von Toni Harman und Alex Wakeford in Bristol, England, geführt wurden.

***Dozentin Aleeca Bell, University of Illinois in Chicago***

„Mein besonderes Interesse gilt dem System, der Wirkungsweise des Oxytocins, weil Oxytocin das entscheidende Hormon ist, das unseren Stress reguliert. Es puffert Stressreaktionen ab, unterstützt eine gesunde, positive Stimmung und reguliert gesundes Bindungsverhalten. Und zwar nicht nur zwischen Mutter und Kind, sondern auch in unseren Beziehungen zu allen, die wir lieben, in unserem Freundeskreis und in der Gesellschaft insgesamt. Oxytocin spielt eine entscheidende Rolle bei der Regulierung von Verhaltensweisen, die für den

Übergang zur Mutterschaft wichtig sind. In der Zeit um die Geburt herum, bei den Wehen und dann unmittelbar nach der Geburt und beim Stillen fällt dem Oxytocin eine immense Aufgabe zu. Natürlich wissen wir, dass Oxytocin für die Kontraktionen und für die Milchbildung sehr wichtig ist. Oxytocin ist das von der Evolution bewahrte System, das für das menschliche Verhalten wesentlich ist. Wir sind soziale Wesen. Es ist ein System, das die Stimmung, das Bindungsverhalten und den Stress reguliert – es ist damit von zentraler Bedeutung. Und dennoch manipulieren wir dieses System bei der Geburt, ohne zu wissen, welche Konsequenzen dies haben kann.

Wenn fast allen Frauen *Pitocin* verabreicht wird und fast alle eine Peridualanästhesie bekommen und wenn also die Föten dem *Pitocin* und der Periduralanästhesie ausgesetzt werden, ist es schwer, Untersuchungen zum Verständnis der normalen Physiologie durchzuführen, weil man Vergleichsgruppen benötigen würde. Wir können keine randomisierten, auf Zufallsstichproben beruhenden Kontrollversuche mit Frauen in den Wehen durchführen. Das ist also alles sehr schwierig.

Bei Tierstudien stellen wir fest: Wenn man das Oxytocin-System um die Zeit der Geburt herum manipuliert, kann dies ziemlich dramatische Folgen für das Bindungsverhalten des jungen Tieres haben, während es heranwächst. Wir können eben diese Mechanismen jedoch nicht bei Menschen untersuchen. Das Einzige, was wir haben, sind also Korrelationsstudien. Wir brauchen große Studien mit Menschen, bei denen wir uns die Zusammenhänge zwischen Expositionen bei der Geburt und den langfristigen Wirkungen genauer anschauen können. Darüber hinaus müssen wir auch untersuchen, ob verschiedene Arten von Expositionen bei der Geburt zu epigenetischen Veränderungen bei entscheidenden Systemen führen können, wie etwa beim Oxytocin. Das sind wissenschaftliche Untersuchungen, die noch durchgeführt werden müssen.

Meine Hoffnung ist, dass auch mehr Forscher aus anderen Fachbereichen – Sozialwissenschaften, Neurowissenschaft und Grundlagenforschung – sich dafür interessieren, weil sie in ihrem Wissenschaftsbereich mit Tiermodellen arbeiten; aber diese Forschung müsste natürlich auf Menschen übertragen werden.

Wir haben heute zum ersten Mal in der menschlichen Geschichte die Situation, dass die Mehrzahl der Frauen und ihre Babys bei den Wehen synthetischen Medikamenten ausgesetzt werden, und wir haben überhaupt noch keine Ahnung davon, was das am Ende für die Entwicklung der Kinder bedeutet. Wir haben keine Vorstellung, welche Art von langfristigen Folgen synthetische Medikamente auf die Gesundheit der Kinder haben könnten, während sie älter werden, und möglicherweise auf deren Kinder und Kindeskinder. Und wenn diese mit epigenetischen Prozessen verbunden sind, die möglicherweise generationsübergreifende Folgen haben, verändern wir damit womöglich das menschliche Genom.“

***Prof. Sue Carter, Verhaltensneurobiologin, Direktorin des Kinsey Institute und Rudy Professor of Biology an der Indiana University***

Sue Carter hat sich ebenfalls mit der Wirkung von synthetischem Oxytocin bei der Geburt beschäftigt. Hier beschreibt sie ihre bahnbrechenden Untersuchungen mit Tiermodellen anhand von Präriewühlmäusen.

„Wir versuchen die Frage zu untersuchen: Was macht die Geburt mit dem Baby und was macht dabei *Pitocin* mit dem Baby?

Bei unserem ersten Experiment haben wir es dem neugeborenen Tierjungen direkt verabreicht. Weil das, was bei der Geburt passiert, so komplex ist, ist es sehr schwierig zu analysieren, was Ursache und Wirkung ist. Was mich besonders interessierte, war die Frage, was Oxytocin in Bezug auf die Entwicklung bewirkt. Als wir es dem Tierbaby verabreicht hatten, bekamen wir alle möglichen Wirkungen. Und die Wirkungen unterschieden sich, je nach dem, wie viel wir verabreichten. Wenn wir ihm eine sehr kleine Menge verabreichten, schienen wir tatsächlich soziales Verhalten bei ihm zu unterstützen. Wenn wir den Tieren hohe Dosen verabreichten, waren sie immer noch sozial, aber Präriewühlmäuse gehen normalerweise langfristige Paarbindungen ein, und die Tiere, denen wir die höchste Dosis verabreichten, gingen keine Paarbindung ein – sie gingen zu Fremden. Das ist erschreckend.

Wir haben auch Veränderungen im Gehirn gesehen. Wir haben Veränderungen in den Rezeptoren für diese peptidartigen Hormone gesehen. Oxytocin hat einen Partner, das sogenannte Vasopressin. Wir haben Veränderungen in diesen Rezeptoren gesehen, die ein Leben lang bleiben. Wir haben lebenslange Veränderungen im Verhalten beobachtet. Wir haben lebenslange Veränderungen im Gehirn aufgrund einer einzigen Injektion festgestellt.

Manche Konsequenzen könnten also sogar positiv gesehen werden. Die Tiere waren bei der niedrigen Dosis sehr sozial. Bei der hohen Dosis gingen sie keine normalen Paarbindungen ein. Man könnte sagen, sie mieden vertraute Tiere und gingen zu fremden. Ich weiß immer noch nicht, was das bedeutet.

Die Tiere, die nicht auf natürlichem Wege geboren werden, jene vielleicht, die mit so etwas wie einem Kaiserschnitt zur Welt gebracht werden, sind diejenigen, die wahrscheinlich das abnormalste Muster an Rezeptorveränderungen zeigen. Ich denke, dass uns das Sorge machen muss und dass wir die gleichen Studien bei Menschen durchführen müssten, da wir sozusagen Zugang zu großen, zu riesigen „Experimenten" haben: Millionen Frauen gebären ja Kinder und diesen Frauen werden unterschiedliche Mengen Pitocin oder Oxytocin verabreicht, sie bekommen verschiedene Mengen an Hormonen. Wir haben bisher keine Untersuchungen darüber durchgeführt, ob eine *kleine* Menge beim Menschen eine andere Wirkung hat als eine *große* Menge. Wenn die Tierdaten sich als stichhaltig erweisen, ist das relevant.

Möglicherweise ist Oxytocin, wenn es korrekt und nur in winzigen Mengen verabreicht wird, nicht toxisch. Wenn es jedoch fortgesetzt oder in einem Fall verabreicht wird, in dem es nicht notwendig ist, oder insbesondere dann, wenn es einer Frau verabreicht wird, die noch nicht wirklich so weit ist, dass die Wehen einsetzen, dann ist ihr Körper nicht darauf vorbereitet, dann kann es Wirkungen haben, die nicht wünschenswert sind. Wir wissen das aber nicht mit Sicherheit.

Wir haben eine Studie mit Präriewühlmäusen durchgeführt, die wir vor einigen Jahren veröffentlicht haben, bei der den männlichen Tieren am ersten Tag ihres Lebens eine einzige Oxytocingabe verabreicht wurde. Als sie größer wurden, zeigte etwa die Hälfte dieser Männchen ein atypisches sexuelles Verhalten, und von der Hälfte derer, denen es tatsächlich gelang, sich zu paaren, hatten viele Tiere keine Spermien in der Samenflüssigkeit. Sie paarten sich, aber bei ihnen lag eine Azoospermie vor, das heißt, sie hatten keine Spermien. Wir haben uns sehr genau angesehen, was geschehen war. Die Spermien wurden zwar produziert, sie konnten jedoch nicht nach außen gelangen – sie wurden durch einen Verschluss der Samenwege zurückgehalten; das war ein ziemlicher Schock.

Ich kenne keine Studien, die die spätere Fortpflanzung von Menschen untersucht haben, die als Kinder Pitocin ausgesetzt waren. Ich weiß nicht, ob dies etwas ist, worüber wir uns Sorgen machen sollten. Es gibt jedoch die reale Möglichkeit, dass es gewisse Komplikationen oder eine Unfruchtbarkeit bei Menschen gibt, die Pitocin ausgesetzt worden sind. Da das jedoch von niemandem systematisch untersucht wurde, wissen wir es noch nicht.

Unsere Tierforschung zeigt, dass diese frühen Interventionen, selbst eine einzige Exposition der Tiere gegenüber Oxytocin im frühen Leben oder aber das Blockieren von Oxytocin die Persönlichkeit dieses Lebewesens für den Rest seines Lebens wesentlich verändert. Das ist nicht unbedingt schlecht oder gut, es zeigt die Anpassungsfähigkeit der Natur. Aber wir leben heute in dieser unglaublich komplizierten Zeit, in der wir sehr viele Dinge gleichzeitig tun. Und somit ist es wirklich schwierig, die einzelnen Schichten voneinander zu trennen, bei dieser zwiebelartigen Komplexität, und herauszufinden, was wir gemacht haben.

Ich meine nicht, dass der Einsatz von synthetischem Oxytocin – Pitocin, Syntocinon – gestoppt werden sollte. Ich denke, es sollte untersucht und mit Vorsicht eingesetzt werden. Es gibt sicher einige Fälle, in denen es das geringere Übel ist, die Wehen mit etwas zusätzlichem Oxytocin zu unterstützen. Wir leben heute aber in einer Zeit, in der es quasi üblich ist, Pitocin einzusetzen, um Wehen zu unterstützen, einzuleiten und zu verstärken, auch dann, wenn es wirklich nicht notwendig ist und es keine medizinische Rechtfertigung dafür gibt. Schätzungen zufolge trifft das auf etwa die Hälfte der Fälle in der heutigen medizinischen Praxis zu. Dieser Einsatz von Pitocin ist medizinisch nicht begründet. Es ist ein willkürlicher Einsatz aus irgendeinem anderen Grund, insbesondere zur Einleitung der Geburt.

Ist es nicht erstaunlich, dass ich an diesem Punkt in der menschlichen Geschichte hier sitze, um eine Frage zu den langfristigen Folgen von Oxytocin zu beantworten, und dass nicht in der Lage bin, Ihnen etwas anderes zur Antwort zu geben als das, was ich aus ein paar Tierstudien gelernt habe?“

## 10.2. Worin unterscheidet sich der „bakterielle Fußabdruck“ bei einer natürlichen Geburt von dem bei einer Kaiserschnittgeburt?

Prof. Anita Kozyrskyj ist an einem wichtigen kanadischen Forschungsprogramm über Darmbakterien von Säuglingen beteiligt. Hier beschreibt sie ihre bahnbrechende Mikrobiota-Forschung, um die Unterschiede zwischen dem bakteriellen Fußabdruck von Babys, die auf dem Wege einer natürlichen Geburt auf die Welt kommen, und dem von Babys, die per Kaiserschnitt geboren werden, aufzudecken.

Nachstehend finden Sie redigierte Auszüge aus der Abschrift des gefilmten Interviews, das im August 2013 von Toni Harman und Alex Wakeford in Edmonton / Alberta (Kanada) geführt wurde.

### *Über das Forschungsprojekt*

„Das *Synergy in Microbita Research Programme* stützt sich auf Daten aus der CHILD-Kohortenstudie, die in vier Städten in Kanada durchgeführt wurde: Vancouver, Edmonton, Winnipeg und Toronto. Die Frauen wurden in der Schwangerschaft für das Forschungsprojekt rekrutiert. Wir haben den ersten Stuhl der Neugeborenen untersucht, das sogenannte Mekonium. Dabei handelt es sich um gesunde Kinder, die nach einer ausgetragenen Schwangerschaft geboren wurden (Frühgeburten haben wir dabei ausgeschlossen), und wir verfügen über Informationen über ihre Gesundheit und die der Mütter während der Schwangerschaft und in der Zeit nach der Geburt. Wir können uns dabei auf drei Stuhlproben stützen, die wir haben: das Mekonium, dann eine Stuhlprobe im Alter von drei Monaten und schließlich eine weitere im Alter von einem Jahr.

Die Hypothese lautet, dass es eine Art unterschiedliches Muster der Mikrobiota gibt, das die Entwicklung der Immuntoleranz verändert. Unser Immunsystem beginnt dann Dinge als Krankheitserreger zu erkennen, die es nicht als schädlich ansehen sollte. Das heißt, nur weil man keine Veränderung im Sinne eines Symptoms sieht, bedeutet dies nicht, dass keine Veränderung eingetreten ist, dass sich Ihr Körpersystem nicht irgendwie verändert hat. In Bezug auf die Darmmikrobiota des Säuglings sind wir jetzt mit dieser neueren Technologie und Methodologie in der Lage, diese Veränderungen zu identifizieren, weil wir jetzt genauer feststellen können, welche Bakterienarten zu unterschiedlichen Zeitpunkten im Laufe des ersten Lebensjahres vorhanden sind.“

### *Über die Methodologie*

„Wir haben dabei eine Sequenzierungsmethode verwendet, die wir als *Next Generation Sequencing* bezeichnen. Dies ist eine neue Technologie, um festzustellen, welche Bakterien in den Stuhlproben vorhanden sind. Vor dieser neuen Technologie musste man, um festzustellen, welche Bakterien in einer Probe sind, einen Abstrich machen, diesen in eine Petrischale geben und in einem mikrobiologischen Labor inkubieren. Mit der neuen Technologie extrahieren wir zuerst die DNA aus der Stuhlprobe, dann erstellen wir Kopien der DNA (da wir nicht die ganze DNA benutzen möchten); mit diesen Kopien bestimmen wir dann die DNA-Sequenz und auf der Grundlage dieser Sequenz können wir feststellen, um welche Bakterien es sich handelt.

Alle Bakterien haben allgemeine Sequenzmuster zwischen bestimmten Bereichen der DNA. Und sie haben Bereiche, die variabel sind und die wir als hypervariable Bereiche bezeichnen. Es sind diese Bereiche, die sich durch die verschiedenen Bakterienarten unterscheiden.

Das Ziel unseres Projektes und der meisten anderen ist, diese variablen Bereiche ins Visier zu nehmen, damit wir keine Zeit, Energie und Geld für die Sequenzierung des allgemeinen Bereichs verschwenden. Man ermittelt die Sequenz eines hypervariablen Bereichs und vergleicht sie mit einer Datenbank; aufgrund dieser Datenbank können wir dann die Bakterien genau bestimmen. Wir könnten also feststellen, ob Laktobazillen und Bifidobakterien vorhanden sind (die Bakterien, die in Joghurt zu finden sind), und wir könnten auch feststellen, ob das Bakterium *Clostridium difficile* vorhanden ist, das zu jenen Bakterien gehört, die unerwünscht sind.

Wir werden bei diesem Projekt schließlich die Daten von 3.000 Säuglingen haben. Wir haben vor Kurzem die im Rahmen des Pilotprojektes gewonnenen Erkenntnisse über 24 Säuglinge veröffentlicht, was angesichts unseres Ziels am Ende eine sehr kleine Zahl ist. Das ist damit zu erklären, dass es Zeit gekostet hat, die Mütter für die CHILD-Studie zu rekrutieren und diese Proben zu entnehmen. Es nimmt Zeit in Anspruch, die DNA aus den Proben zu extrahieren, dann ihre DNA-Sequenz zu bestimmen – die Sequenzierung kann manchmal eine ganze Woche dauern, da dabei Milliarden und nochmals Milliarden Sequenzaufzeichnungen generiert werden. Und ein weiterer Punkt, der dabei auch noch zu berücksichtigen ist, ist der, dass die Technologie ständig weiterentwickelt wird, das heißt, während ich hier über die Sequenzierungsmethoden der nächsten Generation *(Next Generation Sequencing)* spreche, werden sie ständig weiter verbessert. Und es gibt verschiedene Sequenzierungsplattformen.

Ich bin Epidemiologin. Diesen Teil der Forschung mache ich also nicht selbst, dafür arbeite ich mit James Scott zusammen, einem Mikrobiologen an der *University of Toronto.* Sein Labor macht die DNA-Extraktion. Darüber hinaus arbeite ich bei der Sequenzierung der Proben mit David Guttman zusammen. Wenn die Sequenzierung der Probe erfolgt ist, haben wir diese Milliarden und nochmals Milliarden von Sequenzen und der nächste Schritt besteht dann darin, sie mit der Datenbank abzugleichen. Das wird elektronisch mit neu entwickelten Computerprogrammen geleistet, die die Sequenzen mit dem Standard abgleichen. Diesen Prozess muss jemand übernehmen, der in Bioinformatik bewandert ist, um sicherzustellen, dass die Sequenzen richtig abgeglichen werden. Das Endergebnis ist, dass man für jeden Säugling dann eine Tabelle hat. Bei jeder Spalte in der Tabelle handelt es sich um eine andere Bakterienart.

Der Vorteil bei der Sequenzierungstechnologie der neueren Generation ist, dass wir die Sequenzierung von allem in der Stuhlprobe vornehmen können. Bei früheren Studien konnten die einzelnen Forscher die Bakterien ins Visier nehmen, von denen sie *annahmen,* dass sie vorhanden seien. Bei dieser Sequenzierung der neueren Generation können wir die Sequenzierung von allem in der Probe vornehmen, um Bakterien zu identifizieren, die vorher nicht identifiziert wurden. Deshalb sind diese Datensätze so groß, aber bei einem Säugling sind sie nicht so groß wie bei einem Erwachsenen.

Was wir bei den Daten analysieren, sind die Cluster, die auch als *Operational Taxonomic Units* (OPU) bezeichnet werden. Einige dieser Sequenzen haben Dinge identifiziert, bei denen es sich um Mikroben handeln könnte, von denen wir vorher noch gar nicht wussten, dass sie existieren. Am Ende haben wir einen Status, mit dem jeder Säugling nach den OPUs, die bei ihm vorhanden sind, klassifiziert wird. Dann beginnen wir, diese Daten in Bezug auf Dinge wie Antibiotika zu analysieren, die das Kind bekommen hat, in Bezug auf die Ernährung mit Blick auf Stillen und in Bezug auf die Geburtsmethode, das heißt natürliche Geburt im Vergleich zu Kaiserschnittgeburt.

In unserer speziellen Studie haben wir auch die Möglichkeit, die Zusammensetzung der Darmmikrobiota des Säuglings in Beziehung zu den Mikrobenmustern in Staub zu setzen, um zu sehen, ob das eine wichtige Quelle ist. Denn man kann sich vorstellen, dass ein Säugling am Boden herumkrabbelt und Staub aufnimmt. Dies wirft alle möglichen interessanten Fragen in Bezug auf die Umwelt, das Umfeld zu Hause auf, in das das Kind hineingeboren wird.

Bei unserer Pilotstudie über 24 Säuglinge ist die Stichprobengröße zu klein, um alle diese sehr wichtigen Expositionen auseinanderzuhalten. Aber das ist bei unserer großen Studie geplant. Nichts ist gewiss, aber wir möchten die Wirkung von Antibiotika, die dem Säugling im Alter von drei Monaten verabreicht werden, von der Wirkung seiner Ernährungsweise, ob er gestillt wird oder nicht, und der Wirkung davon, wie er auf die Welt gekommen ist, auseinanderhalten können. Wir möchten wissen, was die einzelne, eigenständige Wirkung von jedem dieser Faktoren ist."

### *Über die Erkenntnisse*

„Bei unserer Pilotstudie über 24 Säuglinge ist die Stichprobengröße zu klein, um die Wirkungen des Einsatzes von Antibiotika isoliert erkennen zu können. Wir haben uns jedoch zu zwei wichtigen Dingen geäußert. Das waren zum einen die Unterschiede im Zusammenhang mit der Geburtsmethode und zum anderen die Unterschiede, wenn das Kind bis zum Alter von drei Monaten ausschließlich gestillt wurde.

In unserer Pilotstudie über die 24 Säuglinge, die im Rahmen der CHILD-Kohortenstudie durchgeführt wurde und bei der wir ihre Darmmikrobiota im Alter von drei Monaten untersuchten, waren nur sechs Kinder per Kaiserschnitt geboren worden. Bei den mit Kaiserschnitt geborenen Säuglingen war es viel weniger wahrscheinlich, bestimmte Bakterien anzutreffen, die zur Bakteriengattung *Bacteroides* gehören. Und diese Ergebnisse trafen sowohl für Säuglinge zu, die gestillt worden waren, als auch für jene, die nicht gestillt worden waren. Das heißt, dass diese spezielle Bakteriengattung *Bacteroides* bei per Kaiserschnitt geborenen Kindern seltener vorkommt. Dies ist auch von anderen berichtet worden.

Auch wenn dies eine kleine Stichprobe war, so war sie unseres Erachtens dennoch mit anderen Studien konsistent. Wenn ich von anderen Studien spreche, dann waren es in Wirklichkeit nicht viele. Es sind einige wenige Gruppen in Europa, eine in den Niederlanden und eine in Schweden, die etwas zur Darmmikrobiota von Säuglingen mithilfe der Sequenzierungsmethoden der nächsten Generation *(Next Generation Sequencing)* veröffentlicht haben.

Kommen wir zu den Ergebnissen in Bezug zum Stillen. Denn ich denke, die meisten werden davon ausgehen, dass Stillen die Zusammensetzung der Darmmikrobiota von Säuglingen verändern könnte. Und zwar, weil einige dieser Mikroben tatsächlich aus der Muttermilch kommen. Das ist durchaus interessant. Wir haben genau wie andere festgestellt, dass bei Säuglingen, die ausschließlich gestillt wurden, der Artenreichtum – dies ist ein Maßstab, den wir verwenden, um die Anzahl der verschiedenen Bakterien zu zählen – geringer war als bei Säuglingen, die ausschließlich mit Flaschennahrung gefüttert wurden. Das heißt, dass Babys, die mit Flaschennahrung gefüttert wurden, den höheren Artenreichtum aufwiesen. Und bei den Säuglingen, deren Ernährung zum Teil mit Flaschennahrung ergänzt wurde – also etwas Muttermilch und etwas Flaschennahrung -, lag der Artenreichtum irgendwo dazwischen.

Dies ist eine interessante Erkenntnis, da in einigen anderen Publikationen ein geringer Artenreichtum als Risikofaktor zum Beispiel für die Entwicklung von allergischen Krankheiten identifiziert wurde. Aber wie kann Muttermilch, die mit einem geringen Artenreichtum assoziiert wird, ein Risikofaktor für allergische Krankheiten sein, wenn dem eindeutig nicht so ist?

Deshalb interessiert sich unsere Gruppe sehr für diese Erkenntnisse und möchte sich Gewissheit verschaffen und feststellen, ob ein geringerer bakterieller Artenreichtum bei Kindern, die gestillt werden, zu allergischen Krankheiten führt. Wir wissen, dass dies im Zusammenhang mit einigen interessanten Dingen, die wir über Muttermilch lernen, durchaus plausibel ist.

Muttermilch enthält spezielle Zuckerarten und es gibt nur bestimmte Darmmikroben, die diese gerne essen oder aufspalten können – im Unterschied zu Formulanahrung. Ein breiteres Spektrum von Bakterien ist in der Lage, die in Formulanahrung enthaltenen Zuckerarten zu synthetisieren. Somit leuchtet es ein, dass Säuglinge, die Formulanahrung erhalten, eine größere Anzahl von Bakterienarten haben, die gedeihen, und dass Säuglinge, die gestillt werden, eine geringere Anzahl von Bakterienarten haben, die sich durch die in der Muttermilch enthaltenen Zuckerarten ernähren. Dies hat unserer Meinung nach in der Folge jedoch nichts mit einem Risiko für Krankheiten zu tun und wir müssen größere Stichproben untersuchen, um diese Fragen zu klären."

***Der bakterielle Fußabdruck bei einer natürlichen Geburt im Vergleich zu dem bei einer Kaiserschnittgeburt***

Wenn wir bei unserer Pilotstudie die per Kaiserschnitt geborenen Säuglinge mit den mit natürlicher Geburt zur Welt gekommenen Säuglingen verglichen, so war es bei Kaiserschnittbabys weniger wahrscheinlich, die Bakteriengattung *Bacteroides* zu finden. Wir meinen, dies könnte als „Fußabdruck", als charakteristisches Merkmal betrachtet werden. Bei diesen Säuglingen war die Gattung *Bacteroides* also im Alter von drei oder vier Monaten weniger reichlich vorhanden als bei Kindern, die auf natürlichem Wege geboren waren.

Die nächste Frage ist: Bleibt diese geringere Menge der Bakteriengattung *Bacteroides* auf Dauer so bestehen? Wenn die Kinder älter werden, haben wir die Chance, dies zum Beispiel im Alter von einem Jahr zu untersuchen. Und so haben wir jetzt einen neuen

Datensatz mit zusätzlichen Informationen über 200 Säuglinge, sodass wir allmählich Fortschritte bei der ganzen Studie über die geplanten 3.300 machen.

Bei unseren 200 Säuglingen sehen wir, dass es diesen Fußabdruck gibt, und wir betrachten ihn als altersspezifisch. Wir sehen, dass sie im Alter von einem Jahr alle ein vergleichbares Muster haben, das sich jedoch nicht mehr so dramatisch unterscheidet wie im Alter von drei oder vier Monaten; da war in der bakteriellen Zusammensetzung bei diesen per Kaiserschnitt geborenen Kindern definitiv ein geringerer Anteil der Gattung *Bacteroides* zu verzeichnen. Im Alter von einem Jahr war der Anteil ebenfalls geringer, aber nicht mehr so deutlich.

In Bezug auf den bakteriellen Fußabdruck gehen wir also davon aus, dass er in jedem Alter unterschiedlich sein wird. Anders als derjenige unmittelbar nach der Geburt; er ist anders im Alter von einigen Wochen, wieder anders im Alter von drei Monaten und noch einmal anders im Alter von einem Jahr.

Es gibt bestimmte Ereignisse oder Expositionen, die um die Geburt herum möglicherweise stattfinden und Einfluss auf das Muster haben könnten: Die Mutter kann zum Beispiel Antibiotika genommen haben, das Baby kann per Kaiserschnitt oder auf natürlichem Wege geboren sein und es kann beim Stillen Verzug geben.

Es gibt ein Szenario, bei dem das Neugeborene *allen drei* Ereignissen ausgesetzt ist, die ganz am Anfang Einfluss auf die Darmmikrobiota haben. Dies kann wichtig sein, da die Entwicklung der Darmmikrobiota des Säuglings sukzessive stattfindet. Es gibt die Erstsiedler-Bakterien, die den Grundstein für die nächsten Bakterien legen, die sich ansiedeln. Die nächsten Bakterien, die sich ansiedeln, sind jene, die wir auch noch als Erwachsene haben. Die Gattung *Bacteroides,* eine dieser Bakterien, ist die, die sich als Nächstes ansiedelt.

Was wir bisher wissen, ist, dass das Neugeborene nach einer natürlichen Geburt mit einer geringen Menge *Bacteroides* beginnt, die sich dann mit der Zeit, im Laufe des ersten Jahres erhöht; die meisten Daten wurden mithilfe von älteren mikrobiologischen Techniken ermittelt, aber wir sehen, dass diese auch mit der neueren Methodologie bestätigt werden. Bei einer Kaiserschnittgeburt beginnt man mit einer noch geringeren Menge, die sich dann mit der Zeit erhöht.

Die Frage ist somit: Liegt es daran, dass die Grundlage eine andere ist? Jene Mikroben, die Bakterien, die man von der Mutter bekommt, sind zunächst nicht vorhanden, also müssen sie vielleicht woanders herkommen? Und dieses erste Muster ist dann vielleicht anders und es schafft eine andere Umwelt für die nachfolgenden Bakterien. Und vielleicht ist es nicht so aufnahmefähig für die Ansiedlung der Gattung *Bacteroides.* Ich spekuliere nur. Ich glaube nicht, dass es so einfach ist, als dass man sagen könnte, der Fußabdruck im Alter von drei Monaten sei besonders wichtig oder der Fußabdruck im Alter von einem Jahr sei besonders wichtig. Unserer Meinung nach ist das über das ganze erste Lebensjahr hinweg zu beobachtende Muster wichtig.

Natürlich möchten wir wissen, ob diese Veränderungen im Fußabdruck, diese umweltbedingten Veränderungen, wie wir sie nennen, in Bezug auf die künftige Gesundheit wichtig sind. Und das ist eines der Ziele unseres Forschungsprogramms, insbesondere die Entwicklung von allergischen Krankheiten und Asthma; und auch weil es eine Verbindung zur Entwicklung von Übergewicht gibt, werden wir uns das Ergebnis genau ansehen. Zu all diesen Ergebnissen kann ich noch nichts sagen, weil wir die Daten noch nicht analysiert haben. Denn unsere Arbeit bestand zunächst im Wesentlichen darin, dafür zu sorgen, dass die Methoden im Zusammenhang mit den neuen Sequenzierungsplattformen funktionieren, und bei der Technologie sicherzustellen, dass die Sequenzierungsläufe funktionieren und ob unser Abgleich der beste Abgleich ist, um die Bakterien zu identifizieren."

### *Die nächsten Schritte für die Fußabdruck-Forschung*

Eine Erkenntnis, die wir auf der Grundlage unser Pilotstudie über 24 Säuglinge gerne weiterverfolgen möchten, ist die Verbindung zwischen der Kaiserschnittgeburt und dem geringeren Vorkommen der

Gattung *Bacteroides*, denn wir glauben, hierfür bereits eine gewisse Bestätigung durch unsere größere Stichprobe von 200 Säuglingen gefunden zu haben.

Wir würden unsere größere Stichprobe gerne unterteilen in Kaiserschnittgeburten mit und ohne Wehen. Diese Exposition bei der Geburt könnte wichtig sein. Ich glaube, dies wäre ein guter Maßstab, um zu untersuchen, ob es dabei Unterschiede gibt.

Wir möchten diese Frage also weiterverfolgen und dabei auch die Zeit der Schwangerschaft berücksichtigen. Wir haben dafür das Mekonium zur Verfügung, den ersten Stuhl. Viele glaubten zunächst, er sei steril und enthalte keine Darmmikrobiota, keine Bakterien – das alles trete erst nach der Geburt in Erscheinung. Es gibt jedoch einige neue Publikationen, die darauf hinweisen, dass es sogar bei diesem ersten Stuhl bereits einige Muster gibt. Wir sehen darin Unterschiede im Fußabdruck, die auf die Zeit der Schwangerschaft zurückgehen, und bringen sie mit der Ernährung und der Gesundheit der Mutter in Verbindung.

Es könnte sein, dass bei diesen Kindern, die per Kaiserschnitt mit Wehen geboren wurden, irgendeine medizinische Indikation dafür vorlag und diese könnte der entscheidende Einflussfaktor sein. Es könnte etwas sein, was während der Schwangerschaft geschehen ist.

Deshalb denke ich, es ist sehr wichtig, Kaiserschnittgeburten nicht insgesamt als *eine* Gruppe zu sehen. Sie sind nicht alle gleich. Und die Expositionen sind nicht die gleichen. Selbst bei etwas so Simplem wie dem Einsatz von Antibiotika. Wenn es nur eine einfache Kaiserschnittgeburt ist, wird der Mutter eine gewisse Dosis verabreicht. Gibt es Komplikationen durch eine Infektion, die sich die Mutter in der Schwangerschaft zugezogen hat, werden ihr zusätzliche Dosen verabreicht. Das heißt, hier haben wir es zwar mit einem Kaiserschnitt zu tun, aber zusätzlich mit unterschiedlichen Dosen von Antibiotika vor der Geburt.

Dann könnte es noch die Situation geben, dass das Neugeborene unmittelbar nach der Geburt Anzeichen einer Infektion aufweist. Eine

Publikation weist darauf hin, dass Säuglinge, die per elektivem Kaiserschnitt geboren werden, Symptome von Atemwegsproblemen aufweisen, und zwar mehr als andere Säuglinge. Dies kann dazu führen, dass ein Arzt bei ihnen ein Risiko für eine Infektion feststellt und Antibiotika verordnet. Alle Kaiserschnittgeburten können mit anderen, mit verschiedenen Antibiotika-Expositionen verbunden sein, und es ist hilfreich, alle diese Varianten jeweils als eine eigene Kategorie zu betrachten. In vielen der bisher vorliegenden Publikationen wird genau dies getan.

Ein umsichtiger Forscher wird versuchen, eine Kaiserschnittgeburt mit oder ohne Wehen richtig zu beschreiben und die Möglichkeit der Exposition gegenüber der Mikrobiota der Mutter in Betracht zu ziehen (ob sie gegeben ist oder fehlt). Denn der Fußabdruck kann infolge der fehlenden Exposition oder der vorhergehenden Antibiotikagabe unterschiedlich sein oder sich nach dem Stillen verändern. Ich denke, dass ist wirklich von entscheidender Bedeutung.“

***Fazit***

Die Relevanz unserer derzeitigen Erkenntnisse aus der Pilotstudie, die wir in der größeren Stichprobe reproduziert haben, besteht darin, dass die Gattung *Bacteroides* bei Säuglingen, die per Kaiserschnitt geboren wurden, in geringeren Mengen vorhanden ist. Die nächste Frage ist dann: Ist dies für die Gesundheit des Kindes relevant?

Die aktuelle Literatur stellt keine Verbindung zwischen der Gattung *Bacteroides* und allergischen Krankheiten oder Asthma her. Aber das ist etwas, was uns sehr interessiert. Die nächste Frage ist dann: Ist dies ein Marker, der in Kombination mit einem anderen Muster auftritt, das das Risiko erhöhen könnte?

Meine Forschungsgruppe und andere haben gezeigt, dass die Gattung *Bacteroides* bei Säuglingen, die per Kaiserschnitt geboren werden und die vor allem Formulanahrung erhalten, in geringeren Mengen vorhanden ist. Es wäre schön, wenn nun folgerichtig jemand sagen würde: Gut, wir haben diese Bakterien jetzt untersucht und sie sind mit einem erhöhten Risiko zum Beispiel für allergische Krankheiten verbunden.

Die experimentellen Studien mit Tieren haben zwar gezeigt, dass diese speziellen Bakterien für die Stärkung des Immunsystems wichtig sind, aber niemand hat bisher berichtet, dass sie mit einem erhöhten Risiko für Asthma und Allergien verbunden sind. Man hat vielmehr eine andere Gruppe von Bakterien identifiziert, und zwar die Clostridien, die das Risiko für allergische Krankheiten und Asthma erhöhen. Und wir haben in unserer Pilotstudie bei diesen speziellen Bakterien keine Unterschiede im Zusammenhang mit der Geburtsmethode festgestellt. Um es jedoch noch einmal zu sagen, dies ist eine kleine Stichprobe. Und wir haben den Einsatz von Antibiotika nicht berücksichtigt, was meines Erachtens ebenfalls wichtig ist.

Und schließlich haben wir auch die Daten über die Ernährungsmethode nicht analysiert – ob ausschließlich gestillt wurde und wenn ja, über welchen Zeitraum, ob das Baby mit Formulanahrung gefüttert wurde und wenn ja, mit welcher Art von Formulanahrung und ab wann feste Nahrung eingeführt wurde und welche Art von fester Nahrung. In unserer Pilotstudie haben wir eine Zunahme des Artenreichtums bei Babys festgestellt, die Formulanahrung erhielten. Und es gibt auch bestimmte Bakterien, die bei Säuglingen, die mit Formulanahrung ernährt werden, wahrscheinlicher zu finden sind. Dazu gehört auch die Gattung *Bacteroides.*

Alle diese Expositionen müssen gemessen und in der Analyse berücksichtigt werden. Genau das haben wir vor, aber noch nicht getan."

## 10.3. Gibt es einen Zusammenhang zwischen Kaiserschnittgeburt und Fettleibigkeit?

Die jüngsten Untersuchungen, die Prof. Neena Modi am *Imperial College London* durchgeführt hat, haben gezeigt, dass es einen Zusammenhang gibt zwischen Kaiserschnittgeburt und einem erhöhten Risiko für Übergewicht im späteren Leben. Nachstehend finden Sie redigierte Auszüge aus der Abschrift des gefilmten Interviews, das im März 2014 von Toni Harman und Alex Wakeford in London geführt wurde.

„Wir haben gerade eine sehr große systematische Untersuchung und Metaanalyse über den Zusammenhang zwischen Fettleibigkeit und Übergewicht einerseits und der Geburtsmethode andererseits (also Kaiserschnitt oder natürliche Geburt) abgeschlossen und veröffentlicht. Wir haben die gesamte weltweit publizierte Literatur überprüft, die sich auf mehrere Hunderttausend Teilnehmer an solchen Studien bezog. Bei einer Metaanalyse werden alle diese Informationen zusammengefasst, sodass man sich nicht nur mit einer Studie befasst, die vielleicht ziemlich klein war. Stattdessen bezieht man alle Studien in ihrer Gesamtheit mit ein. Der Grund, warum man eine Metaanalyse und eine systematische Untersuchung durchführt, ist der, dass man so eine Synthese dessen bekommen kann, was die gesamte Forschungsliteratur weltweit aussagt."

***Die Erkenntnisse***

Was sie sehr nachdrücklich betont, ist dies, dass es einen Zusammenhang zu geben scheint zwischen der Art, wie wir geboren werden, und unserem Risiko, übergewichtig oder fettleibig zu werden und auch andere Komplikationen zu haben, wenn wir älter werden. Unsere Forschungsergebnisse sagen, dass wir die Möglichkeit berücksichtigen müssen, dass eine Kaiserschnittgeburt das Risiko erhöhen *kann,* im späteren Leben fettleibig zu werden. Wir haben gezeigt, dass die Möglichkeit, übergewichtig oder fettleibig zu werden, im Zusammenhang mit einer Kaiserschnittgeburt um 22 bis 26 Prozent steigt. Unsere Untersuchung weist darauf hin, dass eine Kaiserschnittgeburt mit einer Erhöhung des BMI um etwa 0,5 BMI-Punkte (im Durchschnitt) verbunden ist.

Wenn die Verbindung zwischen Kaiserschnitt einerseits und Übergewicht und Fettleibigkeit andererseits, die wir beschrieben haben, sich als ursächlich erweist, das heißt, wenn die Kaiserschnittgeburt

Übergewicht und Fettleibigkeit verursacht, dann stellt dies potenziell ein Problem der öffentlichen Gesundheit dar. Dies ist wichtig, denn wenn wir eine Population von Kindern haben, die schnell immer übergewichtiger und fettleibiger wird, dann werden diese Kinder zu fettleibigen und übergewichtigen Erwachsenen heranwachsen. Dies bedeutet, dass sie von einer ganzen Reihe gesundheitlicher Problemen betroffen sein werden, und das ist nicht gut für sie, wenn sie ins Erwachsenenalter kommen und schließlich alt werden. Man kann absehen, dass dies potenziell durchaus eine Art Zeitbombe ist."

# Literaturhinweise

## Literaturhinweise von Prof. Hannah Dahlen *(Western Sydney University):*

Dahlen, H.G., Downe, S., Wright, M.L., Kennedy, H.P., & Taylor, J.Y. (2015): "Childbirth and consequent atopic disease: Emerging evidence on epigenetic effects based on the hygiene and EPIIC hypotheses", in: *BMC Pregnancy and Childbirth,* Bd. 16 (1), S. 4

Dahlen, H. (2015): "Why being born is good for you", in: *The Practising Midwife,* Bd. 18 (4), S. 10–13

Dahlen, H. (2015): "Can love and science co-exist in this debate?", in: *International Journal of Birth and Parent Education,* Bd. 2 (2), S. 40–41

Dahlen, H.G., Downe, S., Powell Kennedy, H., Foureur, M. (2014): "Is society being reshaped on a microbiological and epigenetic level by the way women give birth?", in: *Midwifery,* Bd. 30 (12), S. 1149–1151

## Literaturhinweise von Jacquelyn Y. Taylor, Associate Professor an der Robert Wood Johnson Foundation, Nurse Faculty Scholar Alumna *(University of Yale):*

Anderson, C.M., Ralph, J., Johnson, L., Scheett, A., Wright, M.L., Taylor, J.Y., Ohm, J.E. & Uthus, E. (2015): "First trimester vitamin D status and placental epigenomics in preeclampsia among northern plains primiparas", in: *Life Sciences,* Bd. 129, S. 10–15; doi:10.1016/j.lfs.2014.07.012 [PMID: 25050465]

Capitulo, K., Klein, V., & Wright, M. (2013): "Should prophylactic antibiotics be routinely given to a mother before a cesarean birth?", in: *MCN American Journal of Maternal Child Nursing,* Bd. 38 (5), S. 266–267; doi: 10.1097/NMC.0b013e31829b3d68 [PMID: 23958615]

Clark, A.E., Adamian, M., & Taylor, J.Y. (2013): "An overview of epigenetics in nursing", in: *Nursing Clinics of North America,* Bd. 48, S. 649–659; PMCID: PMC3873714

Dahlen, H., Downe, S., Wright, M.L., Kennedy, H.P & Taylor, J.Y. (2016): "Childbirth and consequent atopic disease: Emerging evidence on epigenetic effects based on the hygiene and EPIIC hypotheses", in: *BioMed Research International,* Bd. 16 (1), S. 4

Dahlen, H.G., Kennedy, H.P., Anderson, C.M., Bell, A.F., Clark, A., Foureur, M., Ohm, J.E., Shearman, A.M., Taylor, J.Y., Wright, M.L., & Downe, S. (2013): "The EPIIC hypothesis: Intrapartum effects on the neonatal epigenome and consequent health outcomes", in: *Medical Hypotheses,* Bd. 80 (5), S. 656–662; doi:10.1016/j.mehy.2013.01.017 [PMID: 23414680]

Taylor, J.Y., Wright, M., Crusto, C., Sun, Y.V. (2016): "The intergenerational impact of genetic and psychological factors on blood pressure study (InterGEN): design and methods for complex DNA Analysis", in: *Biological Research for Nursing*

Wright, M.L. & Starkweather, A.R. (2015): "Antenatal microbiome: potential contributor to fetal programming and establishment of the microbiome in offspring", in: *Nursing Research,* Bd. 64 (4), S. 306–319; doi: 10.1097/NNR.0000000000000101 [PMID: 26035769]

## Literaturhinweise von Prof. Anita Kozyrskyj, Department of Pediatrics *(University of Alberta):*

Azad, M.B., Konya, T., Persaud, R.R., Guttman, D.S., Chari, R.S., Field, C.J., Sears, M.R., Mandhane, P.J., Turvey, S.E., Subbarao, P., Becker, A.B., Scott, J.A., Kozyrskyj, A.L. und die Forscher der CHILD Study: "Impact of maternal intrapartum antibiotics, method of birth and breastfeeding on gut microbiota during the first year of life: a prospective cohort study", in: *BJOG: An International Journal of Obstetrics and Gynaecology,* 28.9.2015 [Epub-Version, vor dem Druck erschienen] DOI: 10.1111/1471-0528.13601

Azad, M.B., Konya, T., Guttman, D.S., Field, C.J., Sears, M.R., HayGlass, K.T., Mandhane, P.J., Turvey, S.E., Subbarao, P., Becker, A.B., Scott, J.A., Kozyrskyj, A.L. und die Forscher der CHILD Study (2015): "Infant gut microbiota and food sensitization: associations in the first year of life", in: *Clinical and Experimental Allergy,* Bd. 45, S. 632–643

Bridgman, S.L., Konya, T., Azad, M.B., Sears, M.R., Becker, A.B., Turvey, S.E., Mandhane, P.J., Subbarao, P. und die Forscher der CHILD Study, Scott, J.A., Field, C.J., Kozyrskyj, A.L. (2016): "Infant gut immunity: a preliminary study of IgA associations with breastfeeding", in: *Journal of Developmental Origins of Health and Disease,* Bd. 7 (1), S. 103–107

Koleva, P.T., Bridgman, S.L., Kozyrskyj, A.L. (April 2015): "The infant gut microbiome: evidence for obesity risk and dietary intervention", in: *Nutrients,* Bd. 7 (4), S. 2237–60

Kozyrskyj, A.L., Kalu, R., Koleva, P.T., Bridgman, S.L. (Juni 2015): "Fetal programming of overweight through the microbiome: boys are disproportionately affected", in: *Journal of Developmental Origins of Health and Disease,* Bd. 29, S. 1–10

Mastromarino, P., Capobianco, D., Miccheli, A., Pratico, G., Campagna, G., Laforgia, N., Capursi, T., Baldassarre, M.E. (2015): "Administration of a multistrain probiotic product (VSL#3) to women in the perinatal period differentially affects breast milk beneficial microbiota in relation to mode of delivery", in: *Pharmacological Research,* S. 95–96, S. 63–70

## Literaturhinweis von Stefan Elbe, Professor für internationale Beziehungen *(University of Sussex)* und Direktor des *Centre for Global Health Policy:*

Elbe, Stefan (2010): Security and global health: Toward the medicalization of insecurity (Polity Press, Australien)

## Literaturhinweise von Neena Modi, Professorin für Neonatale Medizin (*Imperial College*, London):

Darmasseelane, K., Hyde, M.J., Santhakumaran,S., Gale, C., Modi, N. (2014): "Mode of delivery and offspring body mass index, overweight and obesity in adult life: a systematic review and meta-analysis", in: *PLoS* One, Bd. 9 (2): e87896, PMID: 24586295

Svensson, E., Hyde, M.J., Modi, N., Ehrenstein, V. (March 2013): "Caesarean section and body mass index among Danish adult men", in: *Obesity* (Silver Spring), Bd. 21 (3), S. 429–33, PMID: 23408746

## Literaturhinweise von Aleeca Bell, Assistenzprofessorin am Dept. of Women, Children and Family Health Science (*University of Illinois*, Chicago):

Bell, A.F., Carter, C.S., Steer C.D., Golding J., Davis J.M., Steffen A.D., u.a. (2015): "Interaction between oxytocin receptor DNA methylation and genotype is associated with risk of postpartum depression in women without depression in pregnancy, in: *Frontiers in Genetics*, Bd. 6, S. 243

Bell, A.F., Carter C.S., Davis, J.M., Golding, J., Adejumo, O., Pyra, M. u.a. (2015): "Childbirth and symptoms of postpartum depression and anxiety: A prospective birth cohort study", in: *Archives of Women's Mental Health*, 23.7.2015

Bell, A.F., Erickson, E.N., and Carter, C.S. (2014): "Beyond labor: The role of natural and synthetic oxytocin in the transition to motherhood", in: *Journal of Midwifery & Women's Health*, Bd. 59 (1), S. 35–42.

## Weitere Literatur und Multimedia-Produkte

Die nachfolgende Literatur wurde empfohlen von Rodney Dietert,
Professor für Immuntoxikologie *(Cornell University)* und Autor von *The Human Superorganism*.

## Bücher

Blaser, M.J.: *Missing Microbes: How the overuse of antibiotics is fueling our modern plagues* (Henry Holt and Co., an imprint of Macmillan Publishers, New York, 2014); dt. Ausgabe: *Antibiotika-Overkill. So entstehen die modernen Seuchen*, Freiburg: Herder, 2017

Dietert, R.R.: *The Human Superorganism: How the microbiome is revolutionizing the pursuit of a healthy life* (Dutton, an imprint of Penguin Random House, New York, 2016)

Dietert, R.R. und Dietert J.: Strategies for Protecting Your Child's Immune System: Tools for parents and parents-to-be (World Scientific Publishing Company, Singapore, 2010)

## Zeitschriften- und Internetartikel

Almgren, M., Schlinzig, T., Gomez-Cabrero, D., Gunnar, A., Sundin, M., Johansson, S., Norman, M., Ekstrom, T.J. (2014): "Cesarean delivery and hematopoietic stem cell epigenetics in the newborn infant: implications for future health?, in: *American Journal of Obstetrics and Gynecology,* Bd. 21 (5), S. 502. e1-508.e80

Azad, M.B., Kozyrskyj, A.L. (2012): "Perinatal programming of asthma: the role of gut microbiota", in: *Clinical and Developmental Immunology;* 932072

Azad, M.B., Konya, T., Maughan, H., Guttman, D.S., Field, C.J., Chari, R.S., Sears, M.R., Becker, A.B., Scott, J.A., Kozyrskyj, A.L. und die Forscher der CHILD Study (2013): "Gut microbiota of healthy Canadian infants: profiles by mode of delivery and infant diet at 4 months", in: *Canadian Medical Association Journal,* Bd. 185 (5), S. 385–94

Blaser, M.J. (2006): "Who are we? Indigenous microbes and the ecology of human diseases", in: *The European Molecular Biology Organization Reports,* Bd. 7 (10), S. 956–60

Bloom, D.E., Cafiero, E.T., Jane-Llopis, E., Abrahams-Gessel, S. , Bloom, L.R., Fathima, S., Feigl, A.B., Gaziano, T., Mowafi, M., Pandya, A., Prettner, K., Rosenberg, L., Seligman, B., Stein, A.Z. & Weinstein, C. (2011): "The global economic burden of noncommunicable diseases", in: *Geneva: World Economic Forum*

Borre, Y.E., Moloney, R.D., Clarke, G., Dinan, T.G., Cryan, J.F. (2014): „The impact of microbiota on brain and behavior: mechanisms & therapeutic potential", in: *Advances in Experimental Medicine and Biology,* Bd. 817, S. 373–403

Decker, E., Hornef, M., Stockinger, S. (2011): "Cesarean delivery is associated with celiac disease but not inflammatory bowel disease in children", in: *Gut Microbes,* Bd. 2 (2), S. 91–8

Dietert, R.R. (2014): "Developmental immunotoxicity, perinatal programming, and non-communicable diseases: focus on human studies", in: *Advances in Medicine,* Bd. 2014, Article ID 867805

Dietert, R.R., (22.4.2014): "Early immune education", in: *Eureka Science,* Charles River Laboratories Scientific Blog Articles

Dietert, R.R. (2013): "Natural childbirth and breastfeeding as preventive measures of immune-microbiome dysbiosis and misregulated inflammation", in: *Journal of Ancient Diseases & Preventive Remedies,* Bd. 1: 103; doi: 10.4172/2329-8731.1000103

Dietert, R.R. und Dietert, J.M. (2012): "The completed self: an immunological view of the human-microbiome superorganism and risk of chronic diseases", in: *Entropy,* Bd. 14, S. 2036–65

Dietert, R.R., DeWitt, J.C., Germolec, D.R., Zelikoff, J.T. (2010): "Breaking patterns of environmentally influenced disease for health risk reduction: immune perspectives", in: *Environmental Health Perspectives,* Bd. 118 (8), S. 1091–1099

Dominguez-Bello, M.G., Costello, E.K., Contreras, M., Magris, M., Hidalgo, G., Fierer, N., Knight, R. (2010): "Delivery mode shapes the acquisition and structure of the initial microbiota across multiple body habitats in newborns", in: *Proceedings of the National Academy of Sciences U.S. A,* Bd. 107 (26), S. 11971–5

Guinane, C.M., Cotter, P.D. (2013): "Role of the gut microbiota in health and chronic gastrointestinal disease: understanding a hidden metabolic organ", in: *Therapeutic Advances in Gastroenterology,* Bd. 6 (4), S. 295–308

Huang, L., Chen, Q., Zhao, Y., Wang, W., Fang, F., Bao, Y. (2014): "Is elective cesarean section associated with a higher risk of asthma? A meta-analysis", in: *Journal of Asthma,* 27.8.2014, S. 1–10

Human Microbiome Project Consortium (2012): "Structure, function and diversity of the healthy human microbiome", in: *Nature,* Bd. 486 (7402), S. 207–14

Jakobsson, H.E., Abrahamsson, T.R., Jenmalm, M.C., Harris, K., Quince, C., Jernberg, C., Bjorksten, B., Engstrand, L., Andersson, A.F. (2014): "Decreased gut microbiota diversity, delayed bacteroidetes colonisation and reduced Th1 responses in infants delivered by caesarean section", in: *Gut,* Bd. 63 (4), S. 559–66

Marild, K., Stephansson, O., Montgomery, S. , Murray, J.A., Ludvigsson, J.F. (2012): "Pregnancy outcome and risk of celiac disease in offspring: a nationwide case-control study", in: *Gastroenterology* Bd. 142 (1), S. 39–45; e3

Markle, J.G., Frank, D.N., Adeli, K., von Bergen, M., Danska, J.S. (2014): "Microbiome manipulation modifies sex-specific risk for autoimmunity", in: *Gut Microbes,* Bd. 5 (4), S. 485–93

Mejia-Leon, M.E., Petrosino, J.F., Ajami, N.J., Dominguez-Bello, M.G., de la Barca, A.M. (2014): "Fecal microbiota imbalance in mexican children with type 1 diabetes", in: *Scientific Reports,* Bd. 4: 3814

Vajro, P., Paolella, G., Fasano, A. (2013): "Microbiota and gut-liver axis: their influences on obesity and obesity-related liver disease", in: *Journal of Pediatric Gastroenterology and Nutrition,* Bd. 56 (5), S. 461–8

Walker, W.A. (2013): "Initial intestinal colonization in the human infant and immune homeostasis", in: *Annals of Nutrition and Metabolism,* Bd. 63 (2), S. 8–15

Weng, M., Walker, W.A. (2013): "The role of gut microbiota in programming the immune phenotype", in: *The Journal of Developmental Origins of Health and Disease,* Bd. 4 (3), S. 203–14

## Die Internetadressen der Videos zu diesem Buch

Einführung – „Die Autoren näher kennenlernen“:
*vimeo.com/154871900*

Kapitel 1 – „Das Mikrobiom – was ist das?“:
*vimeo.com/151882942*

Kapitel 2 – „Wie das Baby bei der Geburt mit dem Mikrobiom besiedelt wird“:
*vimeo.com/151882943*

Kapitel 3 – „Stillen und das Mikrobiom”:
*vimeo.com/151882944*

Kapitel 4 – „Kaiserschnitt und das Mikrobiom”:
*vimeo.com/151885515*

Kapitel 5 – „Das Immunsystem und das Mikrobiom”:
*vimeo.com/151885514*

Kapitel 6 – „Epigenetik – was ist das?”:
*vimeo.com/151885517*

Kapitel 7 – „Dr. Dieterts Baumdiagramm der Krankheiten”:
*vimeo.com/151885518*

Kapitel 8 – „Worst-Case-Szenario”:
*vimeo.com/151885516*

Kapitel 9 – „Was die Autoren als Nächstes planen”:
*vimeo.com/152602719*

# Quellenverzeichnis und Anmerkungen

## *Einführung*


1. Dietert, R.R. und Dietert, J.M. (2012): „The completed self: An immunological view of the human-microbiome superorganism and risk of chronic diseases", in: *Entropy,* Bd. 14, S. 2036–65, www.mdpi.com/1099-4300/14/11/2036
2. Professor Rodney Dietert erhielt den *James G. Wilson Publication Award* für seine in *Birth Defects Research* erschienene Arbeit: "The microbiome in early life: self-completion and microbiota protection as health priorities"; siehe Chavez N. (27.5.2015): „Rodney Dietert, PhD, Receives James G. Wilson Publication Award connection", in: *Birth Defects Research Connection,* The Teratology Society, connection.teratology.org/p/bl/et/%20blogid=17&blogaid=440
3. *Doula! The Film* (2010, 60 Min.), Alto Films Ltd, doulafilm.com
4. *Freedom For Birth* (2012, 60 Min.), Alto Films Ltd. freedomforbirth.com. Erschienen am 20.9.2012; mehr als 1.000 Vorführungen weltweit. Nach Schätzungen haben mehr als 100.000 Menschen den Film an einem Tag gesehen.
5. *Microbirth* (2014, 60 Min.), Alto Films Ltd, microbirth.com
6. Maurier R. (2013): „C-section, formula feeding affect babies' gut bacteria", in: University of Alberta, 112.2013, uofa.ualberta.ca/news-and-events/newsarticles/2013/february/csectionformulaaffectbabiesgutbacteria
7. Darmasseelane, K., Hyde, M.J., Santhakumaran, S., Gale, C., Modi, N. (2014): „Mode of delivery and offspring body mass index, overweight and obesity in adult life: a systematic review and meta- analysis", in: *PLoS ONE,* Bd. 9 9(2): e87896, journals.plos.org/plosone/ article?id=10.1371/journal.pone.0087896


## *Kapitel 1*


8. Smith, P.A. (2014): „Is your body mostly microbes? Actually, we have no idea", in: *Boston Globe,* 14.9.14, www.bostonglobe.com/ideas/2014/09/13/your-body-mostly-microbes-actually-have-idea/qlcoKot4wfUXecjeVaFKFN/story.html
9. National Institutes of Health (2012): „NIH Human Microbiome Project defines normal bacterial makeup of the body",13.6.12, www.nih.gov/news/health/ jun2012/nhgri-13.htm
10. Bowers, R., Sullivan, A., Costello, E., Collett, J., Knight, R., und Fierer, N. (2011): „Sources of bacteria in outdoor air across cities in the midwestern United States", in: *Applied and Environmental Microbiology,* Bd. 77 (18), S. 6350–6
11. Lewis, D.A., Brown, R., Williams, J., White, P., Jackobson, S.K., Marchesi, J.R., und Drake, M.J. (2013): „The human urinary microbiome; bacterial DNA in voided urine of asymptomatic adults", in: *Frontiers in Cellular and Infection Microbiology,* Bd. 3 (41), www.ncbi.nlm.nih.gov/pmc/articles/PMC3744036/
12. Wheatley, M.B., Rud, E., Warren, R.L., Holt, R.A., Surette, M.G., und Power, C. (2013): „Brain microbial populations in HIV/AIDS: a-proteobacteria predominate independent of host immune status", in: *PLOS One* 8 (1), e54673.journals.plos.org/plosone/article?id=10.1371/journal.pone.0054673

13. Kong, F., und Singh, R.P. (2008): „Disintegration of solid foods in human stomach“, in: *Journal of Food Science,* Bd. 73 (5): R 67–80, www.ncbi.nlm.nih.gov/pubmed/18577009
14. Rao, J.N., und Wang, J.Y. (2010): „Intestinal architecture and development“, in: *Regulation of Gastrointestinal Mucosal Growth* (Morgan & Claypool Life Sciences, San Rafael, California), www.ncbi.nlm.nih.gov/books/NBK54098
15. Stephen, A.M., und Cummings, J.H. (1980): „The microbial contribution to human faecal mass“, in: *Journal of Medical Microbiology,* Bd. 13 (1), S. 45–56, www.ncbi.nlm.nih.gov/pubmed/7359576
16. FARE – Food Allergy Research and Education: „Food allergy basics: facts and statistics“, in: www.foodallergy.org/facts
17. In dieser Studie waren die Fälle von Typ-I-Diabetes angestiegen von 1,5 Fällen pro 1.000 Kinder in 2002 auf 2,3 Fälle pro 1.000 in 2013. *Diabetes Care,* 17.12.15; https://web.archive.org/web/20160104205615/https://www.nlm.nih.gov/medlineplus/news/fullstory_156281.html
18. Celiac Disease Foundation: „What is celiac disease?“, in: celiac.org/celiacdisease/what-is-celiac-disease
19. National Institute of Diabetes and Digestive and Kidney Diseases: “Overweight and Obesity Statistics”, www.niddk.nih.gov/healthinformation/health-statistics/Pages/overweight-obesity-statistics.aspx
20. NHS Choices (2016): „Heartburn and gastro-oesophageal reflux disease (GORD)“, in: www.nhs.uk/conditions/Gastroesophageal-reflux-disease/Pages/ Introduction.aspx
21. Clemente, J.C., Pehrsson, E.C., Blaser, M.J., Sandhu, K., Gao, Z., Wang, B., Magris, M., u.a. (2015): „The microbiome of uncontacted Amerindians“, in: *Science Advances* 1 (3), pii: e1500183,advances.sciencemag.org/content/1/3/e1500183
22. Bailey, L.C, Forrest, C.B., Zhang, P., Richards, T.M., Livshits, A., DeRusso, P.A.: “Association of antibiotics in infancy with early childhood obesity”, in: *JAMA Pediatrics,* 168 (11), S. 1063-9, www.ncbi.nlm.nih.gov/pubmed/25265089
23. Van Boeckel, T.P., Brower, C, Gilbert, M., Grenfell, B.T., Levin, S.A., Robinson, T.P., u.a. (2015): „Global trends in antimicrobial use in food animals”, in: *Proceedings of the National Academy of Sciences of the USA,* 112 (18), S. 5649–54, www.pnas.org/content/112/18/5649.abstract
24. Bazian (2015): „Antibiotic use in farm animals ‘threatens human health’”, in: *NHS Choices,* www.nhs.uk/news/2015/12December/Pages/Antibiotic-usein-farm-animals-threatens-human-health.aspx
25. Soil Association: „Overuse of antiobiotics in farming“, in: www.soilassociation.org/antibiotics/overuseofantibioticsinfarming
26. Microbiology Online: „Antiobiotics“, in: www.microbiologyonline.org.uk/about-microbiology/microbes-and-the-human-body/antibiotics
27. Manche nehmen an, dass Penicillin zuerst (1875) von einem Arzt namens John Tyndall entdeckt worden sei; http://itech.dickinson.edu/chemistry/?p=107
28. American Chemical Society, International Historic Chemical Landmarks: “Discovery and development of penicillin“, in: www.acs.org/content/acs/en/education/whatischemistry/landmarks/flemingpenicillin.html

29. "The Nobel Prize in Physiology or Medicine 1945", siehe: *The Official Web Site of the Nobel Prize,* www.nobelprize.org/nobel_prizes/medicine/laureates/1945
30. Turner, M. (2014): „Antibiotic resistance: 6 diseases that may come back to haunt us", in: *The Guardian,* 9.5.14, www.theguardian.com/commentisfree/2014/may/09/6-diseases-becoming-resistant-to-antibiotics
31. World Health Organization (2014): „Antimicrobial resistance global report on surveillance 2014", in: www.who.int/drugresistance/documents/surveillancereport/en/
32. NHS Choices (2016): "Vaginal thrush", in: www.nhs.uk/Conditions/Thrush/Pages/Causes.aspx

## *Kapitel 2*

33. Park, A. (2015): „Babies in the womb aren't so sterile after all", in: *TIME,* 28.12.15, time.com/4159249/baby-microbiome-womb
34. Stout, M.J., Conlon, B., Landeau, M., Lee, I., Bower, C., Qiuhong, A., u.a. (2013): „Identification of intracellular bacteria in the basal plate of the human placenta in term and preterm gestations", in: *American Journal of Obstetrics and Gynaecology,* Bd. 208 (3), S. 226; e221–e227, www.ncbi.nlm.nih.gov/pmc/articles/PMC3740162
35. Aagaard, K., Ma, J., Antony, K.M., Ganu, R., Petrosino, J., und Versalovic, J. (2014): „The placenta harbors a unique microbiome", in: *Science Translational Medicine,* Bd. 6 (237): 237ra65, www.ncbi.nlm.nih.gov/pubmed/24848255
36. Cao, B., Stout, M.J., Lee, I., und Mysorekar, I.U. (2014): „Placental microbiome and its role in preterm birth", in: NeoReviews, Bd. 15 (12), e537–e545, www.ncbi.nlm.nih.gov/pmc/articles/PMC4307601
37. Mueller, N.T., Bakacs, E., Combellick, J., Grigoryan, Z., und Dominguez-Bello, M.G. (2015): „The infant microbiome development: mom matters", in: *Trends in Molecular Medicine,* Bd. 21 (2), S. 109–117, www.ncbi.nlm.nih.gov/pmc/articles/PMC4464665
38. Koren, O., Goodrich, J.K., Cullender, T.C., Spor, A., Laitinen, K., Bäckhed, H.K., u.a. (2012): „Host remodeling of the gut microbiome and metabolic changes during pregnancy", in: Cell, Nr. 150, S. 470–480, www.ncbi.nlm.nih.gov/pubmed/22863002
39. Blaser, M.J., Missing Microbes: How the overuse of antibiotics is fueling our modern plagues (Henry Holt and Co., an imprint of Macmillan Publishers, New York, 2014), S.94; dt. Ausgabe: *Antibiotika-Overkill. So entstehen die modernen Seuchen,* Freiburg: Herder, 2017
40. Dietert, R. & Dietert, J. (2012): „The completed self: an immunological view of the human-microbiome superorganism and risk of chronic diseases", in: *Entropy,* Bd. 14, S. 2036–2065, www.mdpi.com/1099-4300/14/11/2036
41. Barker, D.J.P., und Godfrey, K.M (2001): „Fetal programming and adult health", in: *Public Health Nutrition,* Bd. 4 (2b), S. 611–624, dx.doi.org/10.1079/PHN2001145, online veröffentlicht am 27.9.07
42. Okada, H., Kuhn, C., Feillet, H, und Bach, J-F. (2010): „The 'hygiene Hypothesis' for autoimmune and allergic diseases: an update", in: *Clinical and Experimental Immunology,* Bd. 160 (1), S. 1–9, www.ncbi.nlm.nih.gov/pmc/articles/PMC2841828

43. Von Mutius, E. (2010): „99th Dahlem conference on infection, inflammation and chronic inflammatory disorders: farm lifestyles and the hygiene hypothesis“, in: *Clinical and Experimental Immunology,* Bd. 160 (1), S. 130–5; www.ncbi.nlm.nih.gov/ pubmed/20415863
44. BabyMed: „En caul birth“, in: www.babymed.com/en-caul-birth
45. Blaser, a.a.O., S. 131
46. Rodriguez, J.M., Murphy, K., Stanton, C. Ross, R.P., Kober, O.I., Juge, N., u.a. (2015): „The composition of the gut microbiota throughout life, with an emphasis on early life“, in: *Microbial Ecology in Health and Disease,* Bd. 26: 26050; www.microbecolhealthdis.net/index.php/mehd/article/view/26050
47. Untersuchungen von Backhed u. a. im Jahre 2015 deuten darauf hin, dass es nicht in erster Linie der Beginn des Verabreichens fester Fertignahrung, sondern eher der Prozess der Beendigung des Stillens ist, der für den Zeitpunkt, wann sich das Mikrobiom stabilisiert, ausschlaggebend sein könnte; aber wie und warum dies so geschieht, ist noch nicht geklärt.
48. Ward, R.E., Niñonuevo M., Mills, D.A., Lebrilla, C.B., German, J.B. (2006): “In vitro fermentation of breast milk oligosaccharides by Bifidobacterium infantis and Lactobacillus gasseri“, in: *Applied and Environmental Microbiology,* Bd. 72, S. 4497–9
49. Kashtanova, D.A., Popenko, A.S., Tkacheva, O.N., Tyakht, A.B., Alexeev, D.G. und Boytsov, S.A. (2015): „Association between the gut microbiota and diet: fetal life, early childhood, and further life“, in: *Nutrition,* online veröffentlicht am 31.12.15, www.sciencedirect.com/science/article/pii/S0899900715005341
50. Voreades, N., Kozil, A., und Weir, T.L. (2014): „Diet and the development of the human intestinal microbiome“, in: *Frontiers in Microbiology,* Bd. 5, S. 494, ww.ncbi.nlm.nih.gov/pmc/articles/PMC4170138


## *Kapitel 3*


51. Widström, A.M., Ransjo-Arvidson, A.B., Christensson, K., Matthiesen, A.S., Winberg, J., und Uvnäs-Moberg, K. (1987): „Gastric suction in healthy newborn infants: effects on circulation and developing feeding behaviour“, in: *Acta Paediatrica Scandinavica,* Bd. 76, S. 566–572
52. Widström, A.M., Lilja, G., Aaltomaa-Michalias, P., Dahllöf, A., Lintula, M., und Nissen, E. (2011): „Newborn behaviour to locate the breast when skin-to-skin: a possible method for enabling early self-regulation“, in: *Acta Paediatrica Scandinavica,* Bd. 100 (1), S. 79–85, www.ncbi.nlm.nih.gov/pubmed/20712833
53. La Belle Colustrum: „Components of colustrum“, in: labelleinc.com/humanhealth/ components-of-colostrum
54. Blaser, a.a.O., S. 124
55. Cabrera-Rubio, R., Collado, M.C., Laitinen, K., Salminen, S., Isolauri, E., und Mira, A. (2012): “The human milk microbiome changes over lactation and is shaped by maternal weight and mode of delivery”, in: *American Journal of Clinical Nutrition,* Bd. 96 (3), S. 544–51
56. HiPP organic: „Our formula milks“, in: www.hiS.co.uk/products/our-babymilks

## *Kapitel 4*


57. US Centers for Disease Control and Prevention (1999): „Achievements in public health, 1900–1999: healthier mothers and babies", siehe: www.cdc.gov/mmwr/preview/mmwrhtml/mm4838a2.htm
58. Kassebaum, N.J., Bertozzi-Villa, A, Coggeshall, M.S., Shackelford, K.A., Steiner, C., Heuton, K.R., u.a. (2013): „Global, regional, and national levels and causes of maternal mortality during 1990–2013: a systematic analysis for the Global Burden of Disease Study", in: *The Lancet*, Bd. 384, Nr. 9947, S. 980–1004, www.thelancet.com/journals/lancet/article/PIIS0140-6736%2814%2960696-6/abstract
59. Health and Social Care Information Centre (2015): "NHS maternity statistics – England", 2013-14, siehe: www.hscic.gov.uk/catalogue/PUB16725
60. World Health Organization news release (2015): "Casearean sections should only be performed when medically necessary", siehe: www.who.int/mediacentre/news/releases/2015/caesarean-sections/en/
61. World Health Organization Global Health Observatory data repository: "Millennium Development Goal 5: Maternal and reproductive health. Women: data by country", siehe: apps.who.int/gho/data/node.main.REPWOMEN39?lang=en
62. The Associated Press (2015): „New rules to curb 'epidemic' of caesarean births in Brazil (update)", in: *MedicalXpress*, 7.1.15; siehe: medicalxpress.com/news/2015-01-curb-epidemic-cesarean-births-brazil.html
63. Holmgren G., Sjöholm L., Stark M.: "The Misgav Ladach method for cesarean section: method description", in: *Acta Obstet. Gynecol. Scand.*, August 1999; Bd. 78 (7): S. 615-21; http://www.ncbi.nlm.nih.gov/pubmed/10422908
64. National Institute for Health and Care Excellence (2011): "NICE guidelines [CG132]: Caesarean section", siehe: www.nice.org.uk/guidance/cg132/chapter/guidance
65. Barber, E.L., Lundsberg, L., Belanger, K., Pettker, C.M., Funai, E.F., und Illuzzi, J.L. (2011): „Contributing indications to the rising cesarean delivery rate", in: *Obstetrics and Gynecology*, Bd. 118 (1), S. 29–38; www.ncbi.nlm.nih.gov/pmc/articles/ PMC3751192
66. MedicineNet.com (2015): „Probiotics: what are prebiotics and synbiotics?", 10.9.15, www.medicinenet.com/probiotics/page3.htm
67. Azad, M.B., Becker, A.B., Guttman, D.S., Field, C.J., Chari, R.S., Sears, M.R., Becker, A.B., Scott, J.A., Kozyrskyj, A.L., und Forscher der CHILD Study (2013): „Gut microbiota of healthy Canadian infants: profiles by mode of delivery and infant diet at 4 months", in: *Canadian Medical Association Journal*, Bd. 185, S. 385–94
68. Group B Strep Support: „Information about group B strep for pregnant women", siehe: gbss.org.uk/who-we-are/about-gbs/what-is-gbs/for-pregnant-women
69. BabyCentre Medical Advisory Board (2012): „Group B streptococcus in pregnancy", siehe: www.babycentre.co.uk/a1647/group-bstreptococcus-in-pregnancy
70. Dekker R.: „Group B strep in pregnancy: evidence for antibiotics and alternatives", siehe: evidencebasedbirth.com/groupbstrep
71. Azad, M.B., Konya, T., Persaud, R.R., Guttman, D.S., Chari, R.S., Field, C.J., Sears, M.R., Mandhane, P.J., Turvey, S.E., Subbarao, P., Becker, A.B., Scott, J.A., Kozyrskyj, A.L. und die Forscher der CHILD Study (2015): „Impact of maternal intrapartum

antibiotics, method of birth and breastfeeding on gut microbiota during the first year of life: a prospective cohort study", in: *BJOG*, 28.9.15 [vorab per Epub veröffentlicht]: www.ncbi.nlm.nih.gov/pubmed/26412384

72. Hecht, D.W.: „Bacteroides species", siehe: www.antimicrobe.org/b85.asp
73. Fraser, S.L., und Brusch, J.L. (2016): „Enterococcal infections", in: *Medscape*, 17.3.16: emedicine.medscape.com/article/216993-overview
74. Azad, V.B., Konya, T., Guttman, D.S., Field, C.J., Sears, M.R., Hayglass, K.T., Mandhane, P.J., Turvey, S.E., Subbarao, P., Becker, A.B., Scott, J.A., Kozyrskyj, A.L. und die Forscher der CHILD Study (2015): „Infant gut microbiota and food sensitization: associations in the first year of life", in: *Clinical & Experimental Allergy*, Bd. 45, S. 632–43; www.ncbi.nlm.nih.gov/pubmed/25599982
75. Smith, J., Plaat, F., und Fisk, N.M. (2008): „The natural Caesarean: a woman-centred technique", in: *BJOG*, Bd. 115 (8), S. 1037–42; www.ncbi.nlm.nih.gov/pmc/articles/PMC2613254
76. Callaway, E. (2016): „Scientists swab C-section babies with mothers' microbes", in: *Nature News*, 1.2.16; www.nature.com/news/scientistsswab-c-section-babies-with-mothers-microbes-1.19275

## Kapitel 5

77. Nancy, P., Tagliani, E., Chin-Siean, T., Asp, P., Levy, D.E. und Erlebacher, A. (2012): „Chemokine gene silencing in decidual stromal cells limits T cell access to the maternal-fetal interface", in: Science, Bd. 336 (6086), S. 1317–21; www.ncbi.nlm.nih.gov/pmc/articles/PMC3727649
78. Yong, E (2013): "Newborn immune systems suppressed", in: *The Scientist*, 6.11.13; www.the-scientist.com/?articles.view/articleNo/38187/title/Newborn-Immune-Systems-Suppressed/

## Kapitel 6

79. Wir haben 2012 einen Dokumentarfilm gedreht mit dem Titel Freedom For Birth (freedomforbirth.com), der die Schlussfolgerungen aus einem Spruch des Europäischen Gerichtshofs für Menschenrechte zum Inhalt hatte, der besagte, dass jede Mutter das Recht habe, die Umstände des Gebärens selbst zu bestimmen. Es ging um den Fall Ternovszky gegen den ungarischen Staat. (ECHR, 14.12.2010, Aktenzeichen 67545/09)

80. Science Museum: „What did the Human Genome Project find? How many genes do you have?", siehe: www.sciencemuseum.org.uk/whoami/findoutmore/yourgenes/whatwasthehumangenomeproject/whatdidthehumangenomeprojectfind
81. Feil, R., und Fraga, M.F. (2012): "Epigenetics and the environment: emerging patterns and implications", in: *Nature Reviews Genetics*, Bd. 13, S. 97–109; www.nature.com/nrg/journal/v13/n2/full/nrg3142.html
82. Thomson, H. (2014): „'Epigenetic' gene tweaks seem to trigger cancer", in: *New Scientist Daily News*, 25.7.14, siehe: www.newscientist.com/article/dn25959-epigenetic-gene-tweaks-seem-to-trigger-cancer
83. McKie, R. (2013): „Why do identical twins end up having such different lives?", in: *The Observer*, 2.6.13: www.theguardian.com/science/2013/jun/02/twins-identical-genes-different-health-study

84. Duhl, D., Vrieling, H., Miller, K.A., Wolff, G.L., und Barsh, G.S. (1994): „Neomorphic agouti mutations in obese yellow mice“, in: *Nature Genetics*, Bd. 8 (1), S. 59–65; www.ncbi.nlm.nih.gov/pubmed/7987393
85. Adams, J. (2008): „Obesity, epigenetics, and gene regulation“, in: *Nature Education*, Bd. 1 (1), S. 128; www.nature.com/scitable/topicpage/obesityepigenetics-and-gene-regulation-927
86. Die EPIIC International Research Group wurde gegründet von den Professoren Soo Downe (University of Central Lancashire), Holly Powell-Kennedy (Yale University) und Hannah Dahlen (Western Sydney University).
87. Dahlen, H.G., Kennedy, H.P., Anderson, C.M., Bell, A.F., Clark, A., Fourer, M., u.a. (2013) in: *Medical Hypotheses*, Bd. 80 (5), S. 656–62; www.ncbi.nlm.nih.gov/pubmed/23414680
88. Almgren, M., Schlinzig T, Gomez-Cabrero, D., Gunnar, A., Sundin, M., Johansson, S., u.a. (2014): “Cesarean delivery and hematopoietic stem cell epigenetics in the newborn infant: implications for future health?“, in: *American Journal of Obstetrics and Gynaecology*, Bd. 211 (5), S. 502; e1–502.e8, www.ncbi.nlm.nih.gov/pubmed/24996659

## *Kapitel 7*

89. Hillman, N., Kallapur, S. G., und Jobe, A. (2012): “Physiology of transition from intrauterine to extrauterine life“, in: *Clinics in Perinatology*, Bd. 39 (4), S. 769–83, www.ncbi.nlm.nih.gov/pmc/articles/PMC3504352
90. Blustein J., Liu, J. (2015): „Time to consider the risks of caesarean delivery for long term child health“, in: *BMJ*, Bd. 350: h 2410. www.bmj.com/content/350/bmj.h2410. Eine allgemeinverständliche Zusammenfassung dazu: Kraft, A. (2015): “C-section births linked to long-term child health problems“, in: *CBS News*, 11.6.15; www.cbsnews.com/news/c-section-cesarean-births-child-healthproblems-asthma-obesity-diabetes
91. Black, M., Bhattacharya, S., Philip, S., Norman, J.E., and McLernon, D.J. (2015): „Planned cesarean delivery at term and adverse outcomes in childhood health“, *in: Journal of the American Medical Association*, 314 (21): S. 2271–79. Eine allgemeinverständliche Zusammenfassung dazu: Rabin, R. (2015): “C-sections are best with a little labor, a study says“, in: *The New York Times*, 14.12.15; well.blogs.nytimes.com/2015/12/14/c-sections-are-bestwith-a-little-labor-a-study-says/
92. Sevelsted, A., Stokholm, J., Bønnelykke, K., und Bisgaard, H. (2014): “Cesarean section and chronic immune disorders pediatrics“, in: Pediatrics, Bd. 135 (1), S. e92–8; www.ncbi.nlm.nih.gov/pubmed/25452656. Eine allgemeinverständliche Zusammenfassung dazu: Ringgaard, A. (2014): „Giant study links C-sections with chronic disorders“, in: *ScienceNordic*, 9.12.14; sciencenordic.com/giant-study-links-c-sections-chronic-disorders
93. Huang, L., Chen, Q., Zhao, Y., Wang, W., Fang, F., und Bao, Y (2015): „Is elective caesarean section associated with a higher risk of asthma? A meta-analysis“, in: Journal of Asthma, Bd. 52 (1), S. 16-25; www.ncbi.nlm.nih.gov/pubmed/25162303
94. Cardwell, C.R., Stene, L.C., Joner, G., Cinek, O., Svensson, J., Goldacre, M.J., Parslow, R.C. u.a. (2008): „Caesarean section is associated with an increased risk of child-

hood-onset type 1 diabetes mellitus: a meta-analysis of observational studies“, in: *Diabetologia,* Bd. 51 (5), S. 726–35; link.springer.com/article/10.1007%2Fs00125-008-0941-z

95. Darmasseelane, K., Hyde, M.J., Santhakumaran, S., Gale, C., und Modi, N. (2014): “Mode of Delivery and Offspring Body Mass Index, Overweight and Obesity in Adult Life: A Systematic Review and Meta-Analysis“, in: PLoS ONE 9 (2); e87896. doi:10.1371/journal.pone.0087896; journals.plos.org/plosone/article?id=10.1371/journal.pone.0087896
96. Eine 2010 in Deutschland veröffentlichte Studie fand heraus: 28 % der Kinder mit Zöliakie waren mit Kaiserschnitt zur Welt gekommen – in allen anderen Gruppen betrug die Kaiserschnittrate maximal 19 %. Siehe Decker, E., Engelmann, G., Findeisen, A., Gerner, P., Laass, M., Ney, D., u. a. (2010): „Cesarean delivery is associated with celiac disease but not inflammatory bowel disease in children“, in: Pediatrics, Bd. 125 (6), S. e1433–40; www.ncbi.nlm.nih.gov/pubmed/20478942
97. Asthma UK: „Asthma and other conditions“, siehe: www.asthma.org.uk/advice/manage-your-asthma/other-conditions
98. Santillan, A.A, Camargo, C.A. jr., Colditz, G.A. (2003): „A meta-analysis of asthma and risk of lung cancer (United States)“, in: *Cancer Causes Control,* Bd. 14 (4), S. 327–34; www.ncbi.nlm.nih.gov/pubmed/12846363

## *Kapitel 8*

99. Centers for Disease Control and Prevention: „CDC global non-communicable diseases (NCDs)“, siehe: www.cdc.gov/globalhealth/healthprotection/ncd
100. World Health Organization (2015): „Fact sheet: non-communicable diseases“, siehe: www.who.int/mediacentre/factsheets/fs355/en
101. Vereinte Nationen: “2011 high level meeting on prevention and control of non-communicable diseases”, siehe: www.un.org/en/ga/ncdmeeting2011
102. World Economic Forum (2011): „The global economic burden of non-communicable diseases“, 18.9.2011, siehe: www.weforum.org/reports/globaleconomic-burden-non-communicable-diseases
103. Siehe: www.reuters.com/article/us-disease-chronic-costsidUSTRE78H2IY20110918. Der Bericht der Agentur Reuters beruht auf dem in Anmerkung 102 genannten Vortrag.
104. World Health Organization (2005): „World Health Assembly adopts new international health regulations: new rules govern national and international response to disease outbreaks”, Presseerklärung vom 23.5.05, siehe: www.who.int/mediacentre/news/releases/2005/pr_wha03/en
105. Davies, S.E. (2013): „National security and pandemics”, in: *UN Chronicle* Bd. L (2), August 2013, siehe: unchronicle.un.org/article/national-security-and-pandemics/
106. Shabecoff, P. (1988): “Global warming has begun, expert tells senate”, in: *The New York Times,* 24.6.88; www.nytimes.com/1988/06/24/us/globalwarming-has-begun-expert-tells-senate.html
107. Goldberg, S. (2015): „US Senate refuses to accept humanity's role in global climate change, again“, in: *The Guardian,* 22.1.15; www.theguardian.com/environment/2015/jan/22/us-senate-man-climate-change-global-warming-hoax

## Danksagungen

Wir sind insbesondere den zwölf Professorinnen und Professoren sehr dankbar, die sich bereit erklärten, sich für dieses Buch von uns interviewen zu lassen. Wir danken ihnen für die Genehmigung, Auszüge aus den Abschriften der Interviews in diesem Buch zu veröffentlichen: Martin Blaser, Rodney Dietert, Maria Gloria Dominguez Bello, Hannah Dahlen, Lesley Page, Aleeca Bell, Sue Carter, Anity Kozyrskyj, Neena Modi, Philip Steer, Jacquelyn Taylor und Stefan Elbe.

Ebenso sind wir Matthew Hyde, Cathy Warwick und Julie Gerland sehr dankbar, dass sie uns erlaubt haben, sie für Microbirth zu interviewen.

Herzlich danken möchten wir auch all denjenigen, die unsere Indiegogo-Crowdfunding-Kampagne unterstützt und dazu beigetragen haben, die Produktion des Films Microbirth zu finanzieren.

Darüber hinaus danken wir Martin Wagner, Zoe Blanc und allen anderen im brillanten Verlagsteam von Pinter & Martin.

Und nicht zuletzt gelten unser ganz besonderer Dank und unsere hohe Wertschätzung der englischen Lektorin unseres Buches, Judy Barratt.

# Stichwortverzeichnis

## H



## I



## K



## L



## M



## N



## O



## P



## S



## T



## U



## V

## W



## Z

## Oscar Serrallach:

## Postportale Erschöpfung: Wenn der Körper nach der Geburt streikt

***Wie Mütter Energie, Gesundheit und seelisches Gleichgewicht zurückgewinnen***

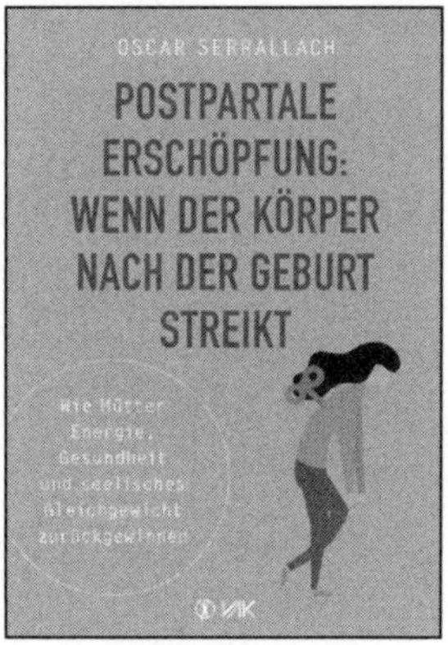


Nach der Geburt leiden viele Frauen an einem Mangelzustand. Bereits das Heranwachsen des Babys beeinflusst den Körper massiv: Über die Plazenta zehrt das Kind essenzielle Nährstoffe auf, die auch die Mutter selbst benötigt, um gesund zu sein. Das führt oft zu völliger Erschöpfung bis hin zur Wochenbettdepression. Im weltweit ersten Buch zu diesem Thema stellt Oscar Serrallach die Bedürfnisse der Mütter in den Mittelpunkt und erläutert die Ursachen einer postpartalen Erschöpfung. Mit einfachen Maßnahmen zur Soforthilfe.
368 Seiten, Paperback (15 x 21,5 cm)
ISBN 978-3-86731-219-6

---

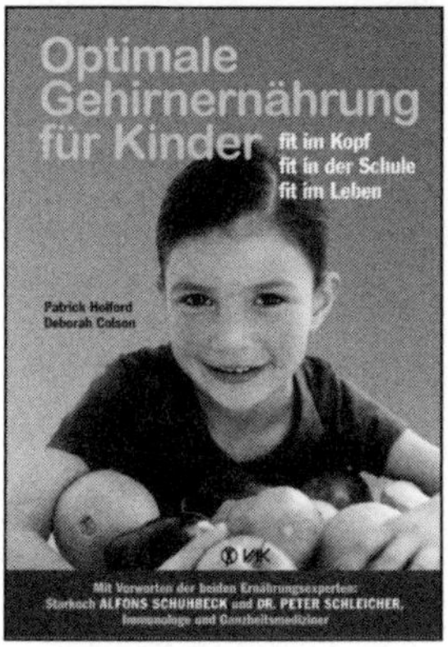


## Patrick Holford, Deborah Colson:

## Optimale Gehirnernährung für Kinder

***fit im Kopf – fit in der Schule – fit im Leben***

**Leseprobe unter: www.vakverlag.de**

Was wir essen, entscheidet über unsere Gesundheit und über die Leistungsfähigkeit des Gehirns. Wie wichtig es ist, von Anfang an für eine "gehirnfreundliche" Ernährung zu sorgen (die auch gut schmeckt), wird hier vor Augen geführt. Sogar Lern- und Verhaltensprobleme, wie LRS und ADHS, lassen sich mit der optimalen Ernährung sehr günstig beeinflussen. Die Ernährungsexperten erklären, worauf es ankommt beim richtigen Essen, geben alltagstaugliche und praktische Tipps und informieren verständlich über die Hintergründe.

296 Seiten, Paperback (16 x 22,5 cm)
ISBN 978-3-86731-020-8

---

## Andreas Ulmicher:

## Der Darmversteher

***Was der Darm für uns tut und was wir für ihn tun können***

**Leseprobe unter: www.vakverlag.de**

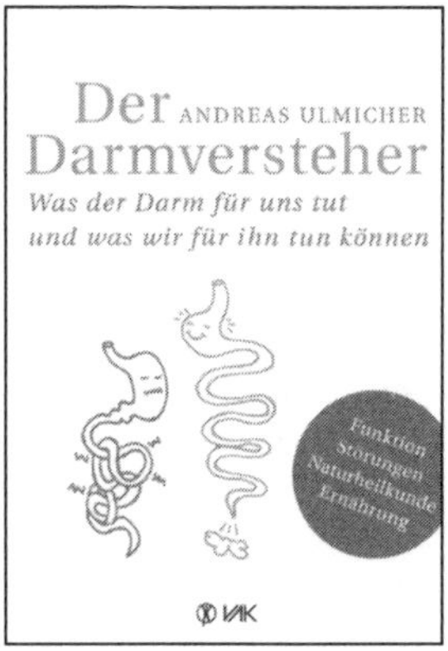


Der „Darmversteher" Andreas Ulmicher, der seit vielen Jahren als Heilpraktiker tätig und selbst von einer chronisch-entzündlichen Darmerkrankung betroffen ist, liefert Wissenswertes über die Funktion des Darms. Er klärt über krankhafte Störungen und Darmprobleme auf und verrät kuriose Details des unterschätzten Organs. Darüber hinaus präsentiert er Informationen über naturheilkundliche Methoden zur Unterstützung einer intakten Darmfunktion und einer gesunden Verdauung.

256 Seiten, Klappenbroschur (15 x 21,5 cm)
ISBN 978-3-86731-182-3

**Abonnieren Sie unseren Newsletter (gratis) unter: www.vakverlag.de**

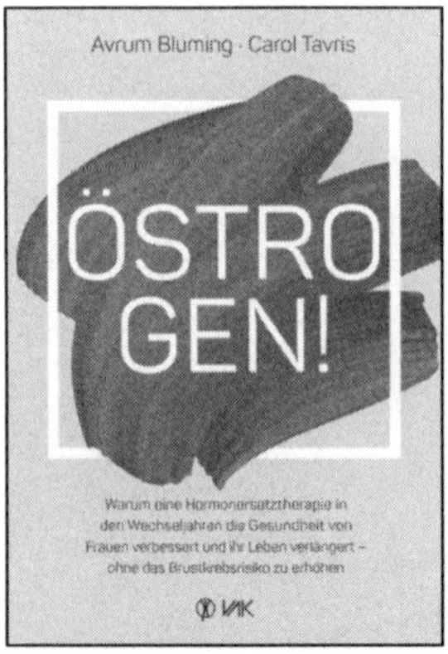


**Avrum Bluming, Carol Tavris:**

## Östrogen!

***Warum eine Hormonersatztherapie in den Wechseljahren die Gesundheit von Frauen verbessert und ihr Leben verlängert – ohne das Brustkrebsrisiko zu erhöhen***

**Leseprobe unter: www.vakverlag.de**

Die beiden Autoren - der Onkologe Dr. Avrum Bluming und die Sozialpsychologin Carol Tavris - haben alle Studien der vergangenen Jahrzehnte zu den Vorteilen und Risiken einer Behandlung mit Progesteron UND Östrogen in den Wechseljahren ausgewertet. In diesem wichtigen Buch vermitteln sie alles, was Frauen wissen müssen, um selbstbestimmt und mit dem Hintergrundwissen über die Art und den besten Zeitpunkt einer Hormonersatztherapie entscheiden zu können.

296 Seiten, Paperback (15 x 21,5 cm)
ISBN 978-3-86731-220-2

---

**Donna Eden:**

## Energiemedizin für Frauen

***Mit 5-Minuten-Wohlfühlprogramm***

**Leseprobe unter: www.vakverlag.de**

Energiemedizin für Frauen: Das ist natürliche Heilung für Körper und Seele – ganzheitliche Behandlungsmethoden, abgestimmt auf die gesundheitlichen Bedürfnisse von Frauen. Vom prämentstruellen Syndrom (PMS) über Schwangerschaft bis zu den Wechseljahren, von Stoffwechselstörungen bis hin zu Depressionen: Hier finden Sie alternative Therapieansätze und viele einfache Selbsthilfeübungen, individuell abgestimmt auf Ihre persönlichen Beschwerden.
Das tägliche Fünf-Minuten-Energieprogramm zum Wohlfühlen.

368 Seiten, Paperback (19 x 23,5 cm)
ISBN 978-3-86731-204-2

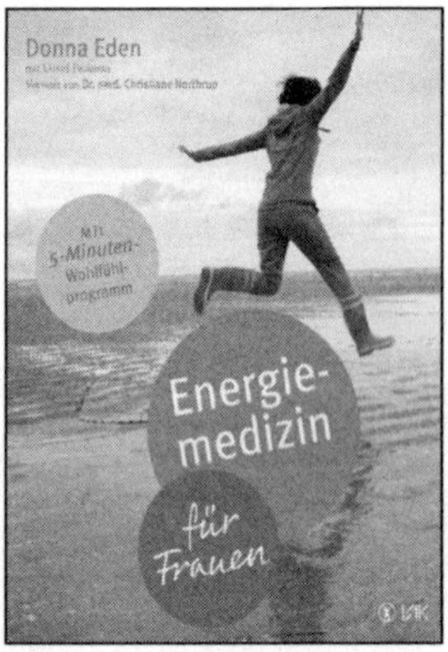


---

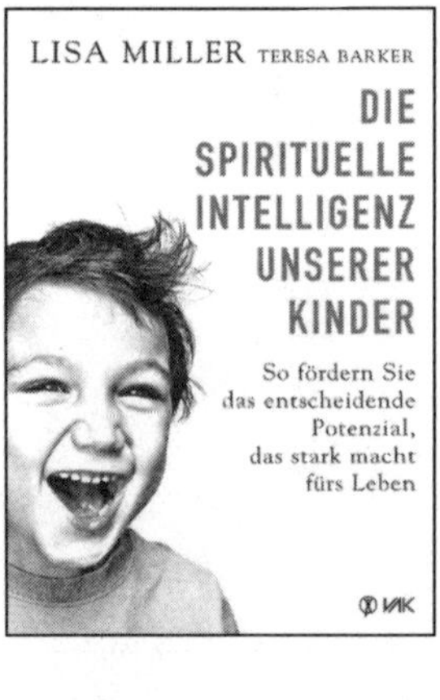


**Lisa Miller, Teresa Barker:**

## Die spirituelle Intelligenz unserer Kinder

***So fördern Sie das entscheidende Potenzial, das stark macht fürs Leben***

**Leseprobe unter: www.vakverlag.de**

Wir alle tragen von Geburt an eine spirituelle Veranlagung in uns. Sie ist ein natürliches Bedürfnis jedes Kindes und sollte daher von Eltern entsprechend unterstützt werden. Nur wenn dieser Spiritualität in der Erziehung Raum gegeben wird, kann sich die kind-liche Persönlichkeit ganz entfalten und aus glücklichen Kindern werden starke Erwachsene. Die Autorin gibt praktische Empfehlungen und zeigt ganz konkrete Wege auf, wie Eltern die spirituelle Entwicklung ihrer Kinder unterstützen können.

352 Seiten, Paperback (15 x 21,5 cm)
ISBN 978-3-86731-175-5

**Bestellen Sie unsere kostenlosen Kataloge unter: www.vakverlag.de**